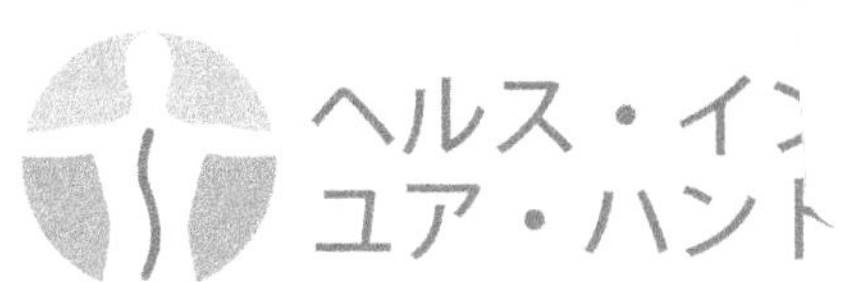

推薦のことば

“脊柱側弯症の患者さんなら、是非読んで欲しい本です。身体だけでなく、精神的なサポートもカバーされた素晴らしい内容です。人生観が大きく変わりました。”

— クリストファー・K.

“脊柱側弯症の症状に悩んでいて、少しでも楽な生活がしたい、と考える人は一読をお勧めします!”

— ジュリア・P

“本書とエクササイズDVDは側弯症患者さんにとっての必須アイテムだと思います！”

— リサ

“栄養に関する注意点、ストレッチ法、エクササイズと、脊柱側弯症の治療と予防に必要な情報を完全カバーしています”

— C. バートン

“側弯症の原因と実態、間違った世間の情報、そして、現代の治療法における問題点を的確に説明してくださったケビン・ラウ博士に感謝です…”

— マリエイ

“食事についてのアドバイス、ストレッチ、体幹エクササイズ、どれも役立つ内容です。昨夜ストレッチを始めたばかりですが、その効果が今日既に現れ、びっくりしています...”

— クリス

“この本のおかげで、脊柱側弯症について、更に詳しく理解する事ができました… 栄養管理が治療に役立つという点は目から鱗でしたし、おかげで、日々の食生活に注意するようになりました…”

— アンジェラ•N.

“本書には役立つ情報が満載で、痛みの緩和の助けになるアドバイスが色々載っています。本書のアドバイスを実行し始めてまだ数週間ですが、もう効果が現れています!”

— アリーシャ•C.

“腰痛をもう3年も患っています。何人もの専門家に通いましたし、非侵襲的治療もおこないましたが、痛みは改善しませんでした。数週間前から本書のエクササイズを初めましたが、体調がとても良くなりました…”

— ノーマン

自然療法による
脊柱側弯症
予防と治療法
記録ページ付
ガイドブック

12週間で、まっすぐな強
い脊椎を
作るためのアドバイス

著者
ケビン・ラウ博士

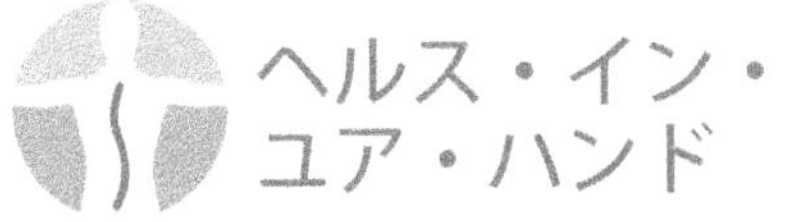

第2版

編集者: ミン・リー

翻訳 敷地由紀

ケビン・ラウ博士
302 Orchard Road #10-02A,
Tong Building (Rolex Centre),
Singapore 238862.
clinic@hiyh.info

エクササイズＤＶＤ、オーディオブック、iPhoneアプリScolioTrack（スコリオトラック）に関する詳しい情報はこちらから：

www.HIYH.info
www.ScolioTrack.com

ISBN: 9789811147708

免責事項

この書籍に含まれる情報、資料は教育目的のみにおいて紹介するものであり、疾病の診断、 治療および予防を目的としてはおらず、 専門家による適切な医療アドバイス、 介在、 治療を代行するものではありません。 書籍にある情報の適用で発生するいかなる結果も読者個人の責任にあります。　著者および出版社はこの書籍内の情報を適用し、 それを原因として、 もしくは原因と疑われるいかなる害にも一切の責任を負いません。　読者による自己判断において、本書内容の実践をおこなうものとします。健康状態に問題のある、 もしくは疑わしい部分がある個人は、 資格を有する医療従事者に相談し、症状の診断、治療に関する助言を得ることを強く推奨します。この書籍内の情報を現在受けている治療と併用する場合には、事前に医療従事者と相談するようにしてください。

目次

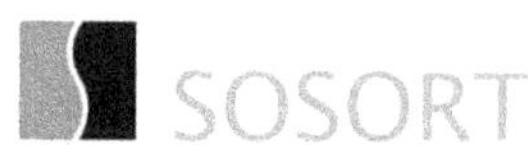

脊柱側湾症整形外科リハビリテーション治療国際学会

脊柱側湾症に関する看護と保守的な治療における功労をここに記す

ケビン・ラウ博士

シンガポール、シンガポール

資格

脊柱側湾症整形外科リハビリテーション治療国際学会準会員　2012年

会長　ステファノ・ネグリーニ博士
イタリア共和国

総書記　ハトリック・ノット博士　PA-C

ACA 米国カイロプラクティック協会

米国カイロプラクティック協会は、以下を会員とすることをここに認定します。

Kevin Lau, D.C.

私は、ここに、このドクター・オブ・カイロプラクティックが米国カイロプラクティック協会の会員であり、患者の権利および患者の治療報酬を支持し、その専門的サービスの最優先目的が患者に利益をもたらすものであるべきとした基本理念に基づく米国カイロプラクティック協会の倫理規定を順守することを誓った者であることを証明します。

Keith S. Overland, DC
President

April 17, 2012
Date

米国カイロプラクティック協会の目的
保健医療でリーダーシップを発揮し、専門職としてのカイロプラクティックおよび健康への自然療法に前向きなビジョンを提示する

米国カイロプラクティック協会の使命
患者の利益を目的として、カイロプラクティックという専門的職業およびドクター・オブ・カイロプラクティックの施術を維持、保護、改善、および促進する

米国カイロプラクティック協会の理念
疾患に焦点を当てた医療から健康であることに焦点を当てた医療にする

ケビン・ラウ博士は、オーストラリア、メルボルン市にあるRMIT大学でカイロプラクティックの博士課程を卒業、そしてホリスティック栄養学の修士号も取得しています。また博士は、　脊椎変形症の保守的治療において国際的に権威ある脊柱側弯症整形外科リハビリテーション治療国際学会（SOSORT）のメンバーでもあります。

感謝のことば

本書を私の家族、親友、そして大切な私の患者さん達に捧げます。彼らの愛情と激励、そしてサポートは、　脊椎医療と最大限の健康をより理解するための謎を紐解くため、私へ大きな力を与えてくれます。

そして…

本書執筆において、重要な情報を提供くださった医者、科学者、臨床技師の方々、生きた体験談を教えてくださった患者の皆さん、編集や翻訳に関わってくださった皆さんにも感謝します。

パート1
あなたに合った側症治療プログラムを作る

第1章

イントロダクション

サラは2007年に13歳になる、とても活発な女の子です。赤ちゃんの頃から体の発達成長には何の問題もなく、今ではが身長160㎝のお母さんを追い抜くほどになりました。

サラはスポーツもいろいろやっていて、毎日練習などで忙しくしているうちに、腰の痛みを訴えるようになりました。それでもスポーツで体を酷使しているからだと思い、サラも両親も痛みについて、さほど気にしてはいませんでした。時々疲労感が酷くなることはありましたが、特に目立った症状や病気の兆しは見られなかったのです。

それからしばらく経ったある日、サラのお母さんが彼女の着替えている様子を見て、何かに気づきました。サラの背中が、明らかに左右非対称になっているのです。祖母のひとりに同じような症状があったことを思い出し、お母さんはサラが脊柱側弯症になっているのではと疑わずにはいられませんでした。

脊柱側弯症は進行が非常にゆっくりなので、ほとんどの人が、かなり悪化して症状が顕著に見えるようになってから気づくというやっかいな病気です。

サラの場合、お母さんの判断が早かったため、かなり軽度のうちに医者に行けた幸運なケースです。初めて私のクリニックでサラのお母さんに会った時、彼女が非常に娘さんを心配していたのを今でもよく覚えています。

サラに、側弯症患者向けのエクササイズを始めるように話し、それでも症状の悪化が止まらない場合は、手術の必要が出てくるかも知れないと説明しました。

サラの両親は娘の未来はどうなるのか、健康な体が取り戻せるのかと胸が不安でいっぱいでした。二人は病気に関して様々な質問や疑問を持っていました。そのどれもが、脊柱側弯症患者さん、また家族に患者のいる人の誰もが考える点でもありました。

- 不快感や痛みは改善できるのか？
- 治療で使う装具は体を覆うようにして固定するので、見た目も悪く、不快感が伴うものだが、どうしても使用しなければならないのか？
- 健常者と同じような生活ができるのか？
- 手術以外に治療法はないのか？

上記のような不安や疑問を貴方も持っているなら、ご心配なく。患者さんの状態や病気の発症原因など、様々な条件にもよりますが、多くの場合側弯症は治療可能です!!!

症状の管理や改善について考える前に、まずは貴方が置かれている状況についてチェックしてみましょうか？

脊柱側弯症は無症候性(徴候や症状が認められない疾患)の場合もありますが、通常は次のような症状があります：

- 日常生活やクオリティ・オブ・ライフ(生活の質）に支障をきたすような中程度から重度の腰痛

- 見た目に分かる体の非均衡（背骨が曲がっているなど）があり、自分の外見や周囲の目が非常に気になる
- 脊柱側弯症の肉体的症状により、精神的または感情にストレスがかかり、その結果落ち込んだり重度のうつ病になる
- 椎間板の変形による中程度から重度の神経損傷の結果、運動機能などに障害や不能がある

これらの症状が既にいくつかある方も、どの症状も出ていないという方にも共通して言える事があります！

現状に関わらず、今後これらの症状が発生する可能性が非常に高くあるんです！

非常に良くない ニュースですよね? ここで貴方には3つの選択肢があります！

- 何もせず、いつ現れるか分からない様々な症状に常におびえながら暮らしていく
- 装具着用やその他の治療を試してみて、効果が出るまで待つ
- 合併症などの問題を乗り越えながら、外科手術を受ける

ですが、症状を緩和する治療や外科手術の結果をひたすら待つのではなく、症状を改善したり予防するために自分の体に働きかける方法があるとすれば、その方が効果的だとは思いませんか。

栄養士、カイロプラクターであり、ホリスティック療法に傾倒する私としては、脊柱側弯症と戦うには貴方の体をサポートしていくのが一番だと信じています

多くの方が近代医学の素晴らしさを理解しているため、脊柱側弯症のようなやっかいな病気に対して代替療法を試したり、取

り入れるのに抵抗があるのは分かります；ですが、私は人間の体が持つ素晴らしい能力を信じています。そして、本書で脊柱側弯症について勉強していただければ、過度のストレスや、非自然的で怠慢な現代の生活から来る体へのダメージといった免疫機能の問題によって側弯症が発症することを理解してもらえると思います。

本書を読み、アドバイスに従っていただれば、どんな栄養状態や身体状態にある人でも健康で充実した生活が獲得できるはずです。これは脊柱側弯症の改善予防だけに関わらず、健康問題全てにいえます 。

では、どうすれば良いのでしょうか?

体を覆う装具を着用せず、手術することなく症状の悪化の心配もせず、高額な医療費を払わずに済むために；必死にダイエットをして体重を落としたり、変わった治療を受けたり必要がないんです。そんなことできる訳ないと思っていませんか？

それが可能なのです --- ホリスティックで自然な生活をおこなうだけで可能なのです。

脊柱側弯症におけるパレオダイエットについて

栄養管理するからといって、皆さんに高額の薬やサプリメントを買ってもらうつもりは全くありません。何故なら、自然な食生活には人間に必要な栄養が含まれており、補助食品や薬で補わなくても問題がないからです。

私は、パレオ・ダイエットが人間にとって（脊柱側弯症患者さんに限らず）理想の食生活だと考えます。多くの人が悩まされている現代病やメタボリック症候群などを考えると、原始時代の人々の食生活は我々の食生活と比較した場合、より健康的で栄養が多く含まれていたと想像できます。現代人の方がはるかに優れた科学を持ち、病気に関する豊富な知識があるにも関わらずです。これは現代食生活が非健康的で問題が多く含まれている事を示します。

食生活の大きな変化も影響があるとは思いますが、研究では脊柱側弯症は遺伝因子が影響して発症する事も分かっています。人間の遺伝子には個人それぞれの特徴が記録されており、これによって私達は皆違った容姿や性格を持っています。時に、私達は自分の体、つまり遺伝情報にうまく合っていない栄養の入った食品を食べることがあります。（例えば、新しい食べ物を試すのは、体にそれが代謝できるものかトライさせているということになります）現代食生活が昔の食事とは随分違い、それに伴って栄養面も大きく変化しているのはすぐに分かっていただけるのではないでしょうか。

ファストフードやジャンクフード、加工精製食品は自然食品ではなく、栄養が本来ある形にはなっていません。それを長期間消費し続けると、体の代謝機能に変化を与えることになり、身体的、精神的に大きな負担をかけます。環境変化や代謝変化への対応能力は人それぞれ違います。例えば、旅行で全員が乗り物酔いする訳ではなかったり、露店で物を食べても、全員がお腹を壊さなかったりといった違いです。

私が執筆した第1作目　「自然療法による脊柱側弯症予防と治療法」 でも、栄養を豊富に含むオーガニックな自然食生活の重要性を紹介しました。

あなたのメタボリックタイプ（代謝機能の特徴）に合ったパレオ・ダイエットは、遺伝情報に適した食事であり、健康管理を助け、体内の栄養吸収を促進し、同時に生化学バランスを整えてくれます。パレオ・ダイエットはまた、筋肉、骨の発達、免疫機能の向上も助けます。ですから、パレオ・ダイエットとはただの食事というより、ライフスタイルでもあり、継続することで徐々に貴方の肉体、精神面の健康を改善できるのです。

脊柱側弯症矯正エクササイズ

私の第1作目「自然療法による～」でも、体のバランスを整えるストレッチ、体幹安定エクササイズ、そして体軸を整えるエクササイズ を紹介しました。側弯症の患者さんにはこの３つのエクササイズをまず始めるよう、お勧めします。このエクササイズを継続する事で非常に多くの利点があるからです。

私の患者さんから寄せられたエクササイズの利点を幾つか紹介しましょう：

- 脊椎の弯曲が軽減し、弯曲によって制限されていた体の運動機能が、著しく向上した
- 疲れにくくなったので活発になり、気分も明るくなってきた
- 体全体の健康状態が良くなった
- 症状の改善が一時的ではなく、長期間続く
- 体力が回復するので一日中休む事なく活動でき、脊椎以外の体の変形率が軽減する

脊柱側弯症について考える時、多くの人が忘れがちな点がひとつあります。側弯症の進行は、体の衰退や乏しい(食生活）環境、肉体への損傷に絶えられない結果起こっているのです。脊椎に対して常に圧迫や痛みがあると、免疫機能のダメージが元になる障害が出ると言われています。信じられますか？

これは本当です　–　しかし、正しいエクササイズや運動をお

こなえば、このような圧迫や痛みを起こす体軸のずれは改善できます。

どのようにして本ガイドブックが改善に役立つのか?

ホリスティック療法やダイエットを行なう際、このようなガイドブックの活用はとても大切です：

- 投薬や手術とは異なり、ホリスティックは貴方の生活スタイルを変える手段で日々の行ないを確認する必要がある。医師やカウンセラーに度々会う訳でもなく、効果が翌日に顕著に現れる訳でもないので、記録をつける事で改善の成果を確認できる。
- 筋肉の痛みを治療するために投薬した事で、肝臓や腎臓など、体の他の部分に問題が発生するのは本末転倒だと感じませんか？

体を更に傷つけるような行為は避けたいのが当然です。体のある部分だけにある問題を体中に広げているようなものです。しかし、このガイドブックに従って食生活や運動を改善するだけで、体本来が持つ機能を高め、健康状態を向上できます。

しつこい痛みや痺れがある人は、どうして改善しないのか理解できないと考えているのではないのでしょうか？

実は答えは簡単で、本書でも取り上げていますが、体にあるトリガーポイントを理解すると改善できます。（ガイドブックの中で、トリガーポイントの見つけ方も説明しています）

トリガーポイントが刺激されると、そこから繋がっている体の様々な痛覚受容体へ痛みのシグナルを送ります。トリガーポイントに刺激が継続すると、痛みが続き、これにより筋肉が弱り、体の組織をサポートする力が減ってしまいます。この刺激の継続と筋力の低下が繰り返され、体の柔軟性とサポート力を失う事で、更なる変形が起こり、最後には神経系および筋骨格に一生残る損傷が起こってしまうのです。

本書を読んでいただき、ホリスティックな生活スタイルの良さを理解していただければと思います。また紹介しているエクササイズのやり方を簡単に理解できるように、ＤＶＤも発売しています。本ガイドブックを活用して、健康的な生活を継続するモチベーションを維持しながら、貴方の症状緩和と進行予防を実現させてください。

第2章

本書の使用法

本書を使用するにあたって

ほとんどの人がバランスの取れた栄養について、健康に良い食品や食事についてきちんと理解していると思っているようですが、実はそうでもないのが実情です。私が皆さんに注意して欲しいのは、皆さんのメタボリックタイプに合った食品摂取について、より理解してもらいたいという点です。自分のメタボリックタイプに合った食品を理解すると皆さんの体が必要としている食品（皆さんが食べたいと思う食品ではありません）を摂る事が可能になります。

このガイドブックは、皆さんの日々の食生活とエクササイズ内容を12週間分記録できるようになっています。12週間と設定したのは、この期間適切な食生活とエクササイズを続けることで：

- 乱れた食生活や運動不足で狂ってしまった遺伝情報をリセットできる
- 体が必要としているものが理解できる

- 体の機能と代謝リズムを取り戻せる
- 体の中にある毒素や体内機能に悪影響を与え炎症の要因となっている物質を取り除ける
- 体内のホルモンバランスを正常に戻す

先ほど触れたパレオダイエットを実践して、体調の変化を記録してみると、数週間で自分のメタボリックタイプが見つかると思います。同様に、紹介しているエクササイズのうち、どれが自分に適したものかが分かってくるはずです。自分の体が生み出す自然な力を理解し、既にある筋力を使って（妨げることなく）エクササイズをすれば、脊柱側弯症やその他の変性疾患の進行や再発を止める事ができるのです。

食生活やエクササイズについては、なるべく簡単に分かりやすく説明してあります。ホリスティックな生活スタイルは貴方が本来持つ遺伝情報に体をリセットし、回復への道へとうまく導いてくれます。ガイドブックを活用して、数ヶ月後には、貴方が脊椎の弯曲が少しでも改善し、健康を取り戻していると信じています。

貴方にぴったりの食生活とエクササイズを発見し、それを維持できるようにこのガイドブックは作成されています。長期にわたる生活の変化を維持するのは大変かも知れませんが、このガイドブックを活用して、是非頑張ってみてください。

このガイドブックのねらいとは？

このガイドブックのねらいは、貴方の努力を最大限に引き出して健康を取り戻すためのサポートをすることです。食生活、日々のエクササイズ内容を記録しながら、体調の変化や改善を確認し、更なる効果アップを目指します。

また、ホリスティックな生活スタイルを実践することで、外科手術、投薬、薬理的な介入のない体調改善、健康回復を目指します。

このガイドブックの使い方：

ガイドブックには、側弯症治療プログラムに必要な情報、表、ワークシートなど、全てが用意されています。

1. メタボリックタイプの見分け方

プログラムを開始する前に、用意された簡単な質問いくつかに答えるだけで貴方のメタボリックタイプを見つける事ができます。

使い方：

「自然療法による脊柱側弯症予防と治療法」　80ページにある質問に正直に答えて、自分のタイプを見つけましょう。自分がどのタイプに属すかを見極めるのは、貴方の体により適した食品群を使ってパレオダイエットを基本にした食生活を実践する第一歩になります。各個人によって必要とする栄養素の配分や量には違いがありますから、まずはメタボリックタイプを見つけてある程度の枠を設定し、更に自分に合った食生活ができるようにしていきましょう。

メタボリックタイピング®判断テスト

✓	答え1	***食に関する質問***	✓	答え2
	旺盛でない、少ない	食欲（全体的）		旺盛、食欲
	大好き、食事の後に甘いものを良く食べる	デザート		なくても平気だが食後にはチーズ、チップスなどの脂質や塩分が多い物が好き
	睡眠に悪影響 特に消化しづらいものは辛い	寝る前の食事		食べるとよく眠れる
	空腹なら食べるつまり「生きるために食べる」	食生活		空腹は耐えられない 食べることが大好き、食べる事によって元気になる つまり「食べるために生きる」
	別に気にならない	食べずに4時間以上あけるのは		イライラする 空腹で不快になる
	活力になる、満足感	オレンジジュースだけの食事		頭がフラフラ いらつくなど不快感
	問題なし	食事を抜く		食べないと不調
	あまりしないが食べるなら甘いもの	間食		よくする 塩気、脂質のあるもの
		食生活の合計		
✓	答え1	***体に関する質問***	✓	答え2
	背が高く、痩せ型	体型		背が低く、がっしり
	げっぷ、ガス、満腹感 食物によっては消化不良	消化についてあてはまるのはどちら?		特に問題なし
	色白、青白	耳の色		赤みを帯びている
	明るい部屋で平均して虹彩より大きい	瞳孔の大きさ（瞳孔ー目の中心の黒い部分 虹彩ー色のついている部分）		明るい部屋で平均して虹彩より小さい
	冷たい	手の温度		温かい
	眩しい、要サングラス	強い明るい光		特に気にならない
	たるみ、透明感なし	顔の皮膚の状態		つや、透明感あり
	反応するが消える	皮膚ー虫刺されに		強い反応、すぐ消える
		体の質問合計		

✓	答え1	***心に関する質問***	✓	答え2
	目標以上の達成者（A型タイプ）	目標達成		目標に足らず（B型タイプ）
	活動的、じっとしていられない	活動レベル		あまり活動的でない じっとしているのが平気
	すぐ怒る、感情的	怒り		簡単には怒らない
	早寝早起き	起床・就寝（目覚ましなし）		夜更かし、朝寝坊
	涼しい、寒い方がいい	気候の好み		寒い方がしっかりする 暑いと体が辛い
	どちらかといえばある	対抗意識		あまりない
	苦手	持続性		得意
	簡単に言葉で表現する	感情表現		言葉にするのは苦手
	好きなほう	運動		あまり得意でない
	短気なほう	短気		気長にいられる
	計画、管理は得意	整理整頓・予定管理		その場になって対処
	完璧主義	完璧さ		あまり気にしない
	かなり高くなかなか満足できない	自己基準		わりと安易、気楽
	冷静、よそよそしい	性格		温厚、社交的
	非常にある、行動が早い	生産性		あまりなし、時間がかかる
	ひとりを好む 大勢でいるのは得意でない	社交的行動		仲間と一緒に行動するのが好き
	あまりそうでない 社交的な場所は避けたい	社交性		一人でいるのは嫌 社交的な場所が楽しい
	興奮しやすい、荒いほう	気性		落ち着きがある
	興奮、緊張、焦燥	感情傾向		やる気なし、無関心、無気力
	早く動く	考え方、機転		時間がかかる
	仕事中毒、家に持ち帰る事も	仕事		家族を重視
		心の質問合計		
		体の質問合計		
		食生活の合計		
		総計		

2. 週ごとの脊椎弯曲変化の記録

この表を使って、食生活とエクササイズの変化が体の変化や脊椎弯曲の改善につながっているか確認できます。劇的な変化が現れるとは限らないのでまめに記録を取り変化をみる事で、ポジティブにやる気を維持できるようにしましょう。

週ごとの脊椎湾曲変化の記録

開始日 ____________

メタボリックタイプ ____________ 炭水化物　混合　タンパク

弯曲の数 ____________ S字型　C字型

コブ角 ____________ (計測できる場合)

プログラム開始時のＢＭＩ：____________

低体重　標準　標準以上

週ごとの記録	開始時	第1週	第2週	第3週	第4週	第5週	第6週	第7週	第8週	第9週	第10週	第11週	第12週	12週間での変化
身長 (cm)														
体重 (kg)														
BMI														
胴体回旋角度 (ATR) スコリオトラック使用		N/A		N/A		N/A		N/A		N/A		N/A		
脊椎のレントゲン撮影を最近おこなった？	はい いいえ	N/A	N/A	N/A	N/A	N/A	N/A	N/A	N/A	N/A	N/A	N/A	N/A	
側弯状態を図解してみた？	はい いいえ	N/A	N/A	N/A	はい いいえ	N/A	N/A	N/A	はい いいえ	N/A	N/A	N/A	はい いいえ	
トリガーポイントをマークした？	はい いいえ	N/A	N/A	N/A	はい いいえ	N/A	N/A	N/A	はい いいえ	N/A	N/A	N/A	はい いいえ	

3. 食生活とエクササイズの記録

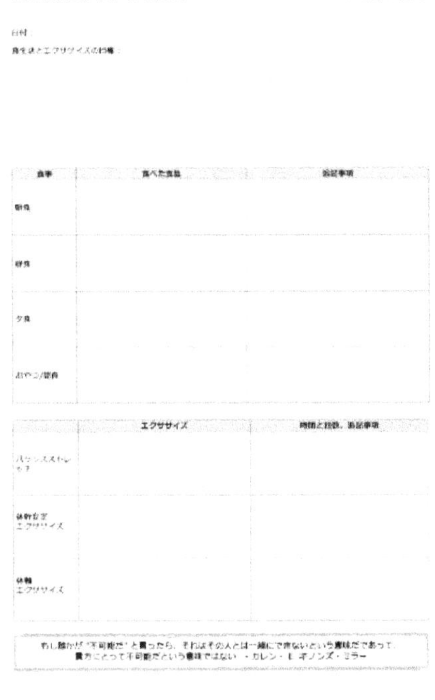

食生活とエクササイズの記録　第1週 / 1日目

日付：

食生活とエクササイズの目標：

食事	食べた食品	追記事項
朝食		
昼食		
夕食		
おやつ/間食		

	エクササイズ	時間と回数、追記事項
バランスストレッチ		
体幹安定エクササイズ		
体軸エクササイズ		

もし誰かが"不可能だ"と言ったら、それはその人とは一緒にできないという意味だであって、貴方にとって不可能だという意味ではない　‐カレン・E・オノンズ・ミラー

プログラムの最大ポイントが、貴方の日々の食生活とエクササイズの記録を取る点です。食べた食品とそれが与える体調への影響、そしてその日におこなったエクササイズが1ページにまとめて記録できます。この記録を見返せば、体に良い食品や悪影響を与える食品、役立つエクササイズやそうでないものが一目瞭然に分かり、問題点の解決に役立てられます。このプログラムの基本になる部分ですので、毎日記録しましょう。

4. 症状の図解：

この表を使って、貴方の側弯症の症状を図解します。弯曲の場所や弯曲の数を確認していきます。症状の図解はプログラムの初めにおこないます。

以下の使い方を参考に、貴方の側弯症をより深く理解しましょう。

使い方：

脊柱側弯症を改善するには、筋肉の釣り合いや強さについて理解する必要があります。まず、慍り固まっている筋肉や逆に伸びてしまっている筋肉があるか調べましょう。図のＳ字型側弯症の例を参考に、筋肉の張りや脊椎の弯曲を図解していきます。

- 最初に側弯症でおきている弯曲を記入します ― 最近撮影

したレントゲン写真を参考にしましょう。レントゲンが手元にない場合は、他の人に貴方の背骨の出っ張り（背中に突出した骨の出っ張り）を指でたどってもらって、弯曲を見つけましょ

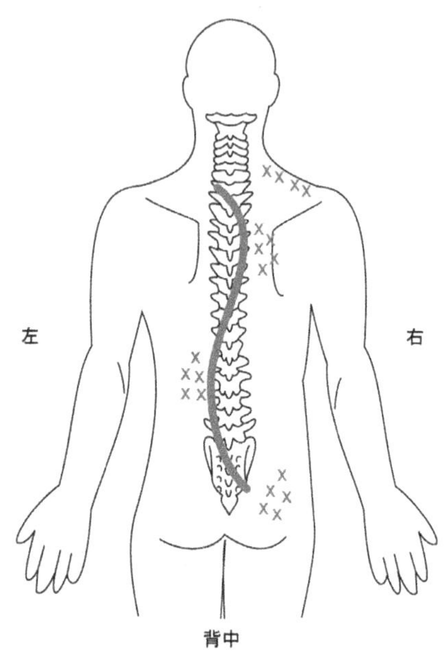

- 次に筋肉が固まっている所、張りのある所にXXXを付けます。「自然療法による脊柱側弯症予防と治療法」 の図10および図11で、 S字型、 C字型側弯症のそれぞれに起こりやすい筋肉のダメージを紹介していますので、参考にしてください。

5. 症状確認ワークシート

この表を使って、貴方の側弯症が引き起こしている各症状を確認します。月に一度確認しながら、プログラムによる症状の改善や変化を記録していきます。

使い方：

弯曲を改善するには、どの筋肉が弯曲と関わっているのかを明確にし、背中のどの部分で痛みや痺れ、感覚の麻痺があるのかを理解することが重要です。

次の図を参考にしながら、貴方自身の症状を図解してみてください。4週間ごとに再確認し、症状に変化があるかチェックしましょう。

6. トリガーポイント確認ワークシート:

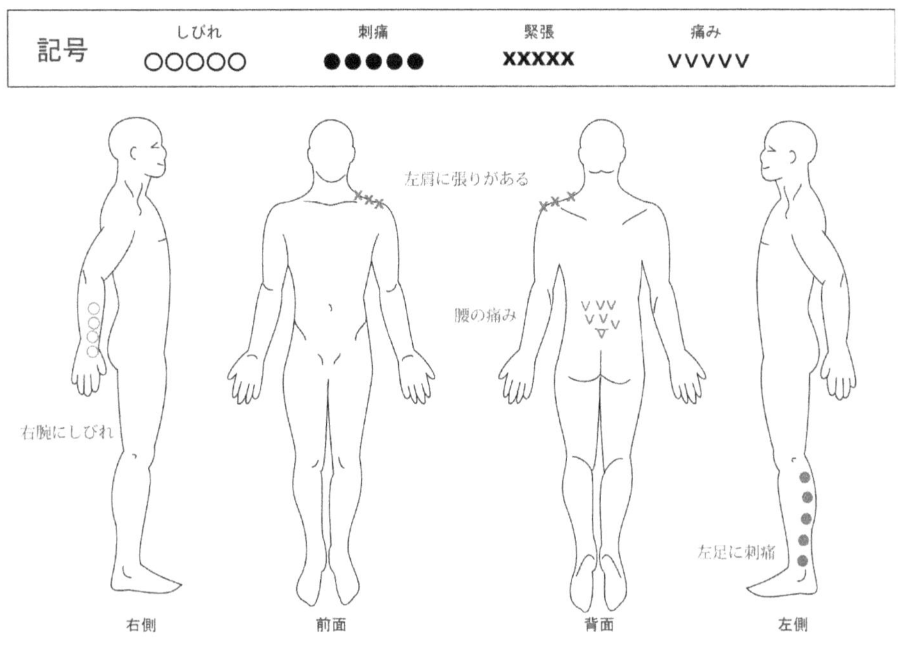

側弯症に影響しているトリガーポイントを発見すれば、貴方自身で症状の緩和を促進できます。

使い方:

トリガーポイントはマッサージをするのに適した場所です。普通筋肉に沿って指を動かしていくと非常に懲り固まっている場所があります、それがトリガーポイントです。更に指を進めて、他にも凝っている部分や触ると痛みが走るような部分を見つけていきます。最近できたトリガーポイントを押すと筋肉に痙攣が起きますが、慢性化してしまったトリガーポイントは懲り固まっているはずです。人体図に、貴方が見つけたトリガーポイントを記入していきましょう。

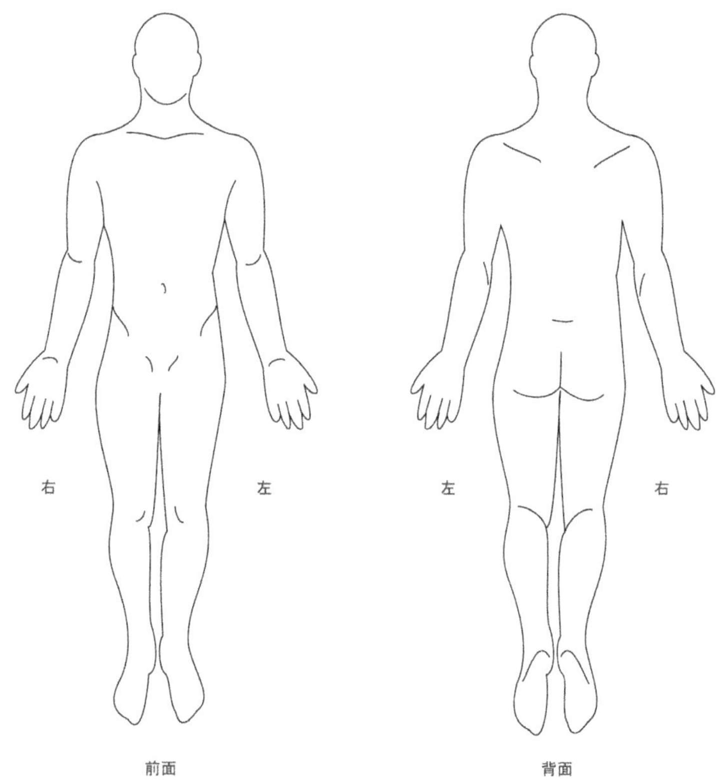

ガイドブックをうまく利用するコツ

日々の生活を細かく記録すると、目標達成へのやる気もアップし、継続することができます。

更に、ガイドブックの活用法を以下に紹介しました：

1. 表には灰色になっている部分がいくつかあります。ぜひ忘れないでほしい点が書かれているので、まずはそこから読んでみましょう。

2. 自分の好きな物を選んで食べたいという人は、その食品が自分のメタボリックタイプに合った栄養を多く含んでいるものか確認しましょう。（**「自然療法による脊柱側弯症予防と治療法」**の338～339ページを参考にしてください）

3. **「自然療法による脊柱側弯症予防と治療法」** の347ページにある食生活記録シートを食事の2～3時間後に記入すると更に効果的です。　記録内容を見返すことで、食品が貴方に与える影響を見つけ、自分のメタボリックタイプにぴったりの食生活を身につけられます。食事2～3時間後の体調、満腹感、気分を記録しながら確認すると、どんな食品を食べると充分な満腹感を与えて気分的にも明るく過ごせ、どんな食品を食べるとあっという間に空腹を感じたり、不快感が残ったりするかが分かるようになってきます。これをまとめれば、貴方の体が必要としている、タンパク質／炭水化物／脂肪分の量とバランスを見極められます。

4. 側弯症エクササイズは、**「自然療法による脊柱側弯症予防と治療法」**または**「脊柱側弯症改善と矯正エクササイズ」**DVDを参考にしてください。

5. 各週の最終日には、52ページの"週ごとの脊椎弯曲変化の記録"を記入し、週ごとまたは月ごとの変化を比較してみましょう。

6. 背骨の弯曲や側弯症による症状の記入の仕方の詳しい説明は、**「自然療法による脊柱側弯症予防と治療法」**の第12章を参考にしてください。

7. トリガーポイントの見つけ方や詳しい説明は、「自然療法による脊柱側弯症予防と治療法」　の第17章を参考にしてください。

8. 携帯アプリのScolioTrack（スコリオトラック）やScoliometer（スコリオメーター）を使って、胴体旋回角度(ATR)を計測し、貴方の症状の程度を把握しましょう。

9. プログラムが半分進んだ時点、つまり6週間目に、“前半6週間での改善結果”として週ごとの変化を見返し、開始時からのデータと比較してみましょう。

10.　プログラムが全て終了したら、採取日の日付を記入しておきましょう。BMIも変化があったか記録しておきます。

11.　注意：可能であれば、プログラム開始時に脊椎のレントゲンを使って（オプショナル）彎曲の様子、トリガーポイントを記録しておきましょう。最初の行にある“はい”“いいえ”チェックボックスで記入し忘れがないか確認できます。

食生活とエクササイズへの私からのアドバイス

貴方の健康は貴方の責任で管理するべきもので、加齢に伴う変化や問題は生活習慣や栄養摂取に気を配る事で改善できます。比較的多くの人が、食事とその栄養に関して、誤った情報を持っています。ここでひとつ、質問です：

栄養のある食生活は、食事に含まれる栄養の量で向上させられると思いますか？

はい、と答えた人には残念ですが – それは大きな間違いです。

実際には含まれている栄養をどう摂取するかが大きなポイントになります。体内に吸収される栄養を質の良いものにするには、食品が持つ栄養、調理の仕方、摂取する量など、多くの要因が影響して決まります。次に挙げたアドバイスを生かして、プログラムの最大効果を得られるようにしてください。

脊椎彎曲回復を目指し、貴方のメタボリックタイプに適した料理の本にあるレシピを取り入れて料理しましょう。

毎日ある程度の時間は体を動かす運動をするといった、活発な生活スタイルをしましょう。さらに、週2～3回は有酸素運動（早足で歩く、サイクリング、水泳など）をするようにしましょう。座り通しの生活をしているなら、そろそろ体を動かす潮時ではないでしょうか。運動を日常生活に取り入れる、食生活のアドバイスと共に、次の点も参考にしてください：

ディープティシューマッサージ（深筋組織へのマッサージ）

このガイドブックではトリガーポイントについて紹介していますが、ディープティシューマッサージを用いたトリガーポイント治療は健康回復に大きく影響があると報告する研究や臨床結果があります。マッサージする事で神経科学物質を発散し、神経系筋機能を回復させ懲り固まった筋肉をほぐします。

専門家に相談する：

このガイドブックそして他の著作で私が提唱しているのは、貴方自身の努力で症状を改善しようというものです。ですが、初めて食生活やエクササイズプログラムを立てる際には、カイロプラクターか脊椎治療の専門家による内容確認をお勧めします。弯曲改善や健康回復に関する役立つ専門知識を教えてもらえるはずです。

家族や子供達もスクリーニング検査を受けてみる：

前にも書いたように脊柱側弯症は遺伝する病気である事を考えると、家族の中にも側弯症の人がいる可能性が心配になりませんか？

症状が悪化して腰痛になったり、日常生活に支障をきたすようになってから気づくより、検査を受けて危険性を確認するのが得策ではないでしょうか？

脊柱側弯症の可能性を確認の仕方は、「自然療法による脊柱側弯症予防と治療法」の39〜40ページに家庭での診断法を、そして専門家がおこなうアダムス式前屈検査を38ページに紹介しています。

妊娠と脊柱側弯症：

妊娠そして妊娠に伴うホルモン変化は、脊柱側弯症に様々な影響を与える可能性があります。妊娠中は治療内容にかなり制限が出てしまいますが、それでも出産まで何もしないというのは良くありません。妊娠中も通常の側弯矯正エクササイズで続けられるものもありますが、その他、妊婦さんに合わせた食生活やエクササイズ、生活の注意点などの知識も必要になってきます。

側弯症とうまく付き合いながら快適な妊娠生活を送るアドバイスをよく詳しくまとめたのが、 「脊椎側弯症の方のための、健康的な妊娠・出産完全ガイド：　あなたの背骨と赤ちゃんを守る、出産までの月ごと妊娠完全ガイド」 です。妊娠を考えている方、妊娠出産を控えている方は是非読んでみてください。

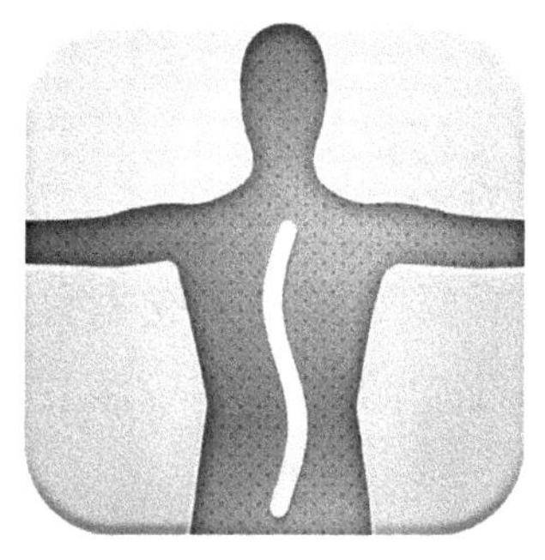

ScolioTrack（スコリオトラック）の使い方

携帯をお持ちの方は、便利なアプリ、ScolioTrack（スコリオトラック）も是非活用してください。脊柱側弯症の診察や治療計画の重要な指標となる胴体旋回角度（ATR）も記録できるようになっています。個人の身長と体重も記録できるので、成長過程である10代の患者さんや、弯曲の進行をこまめにチェックしたいと考える患者さんに非常に役立ちます。ScolioTrackは設定と測定の２ステップだけで、簡単に使用開始できます：

ステップ１：ScolioTrackを設定する

ScolioTrackの使い方は次のようにいたってシンプルで使いやすく設計されています:

1. まず、携帯機器のボタンのある側を上にして、テーブルなどの平らな場所におきます。その状態で**"キャリブレート１"**タブをタップします。
2. 次に、同じテーブルか平らな表面にiPhoneを反対向きに置きます。その状態で**"キャリブレート２"**タブをタップします。
3. 画面右上にある**"完了"**タブをタップして、キャリブレーションを終了します。
4. 再設定したい場合は、左下の**"戻る"**タブをタップして、再度設定をおこないます

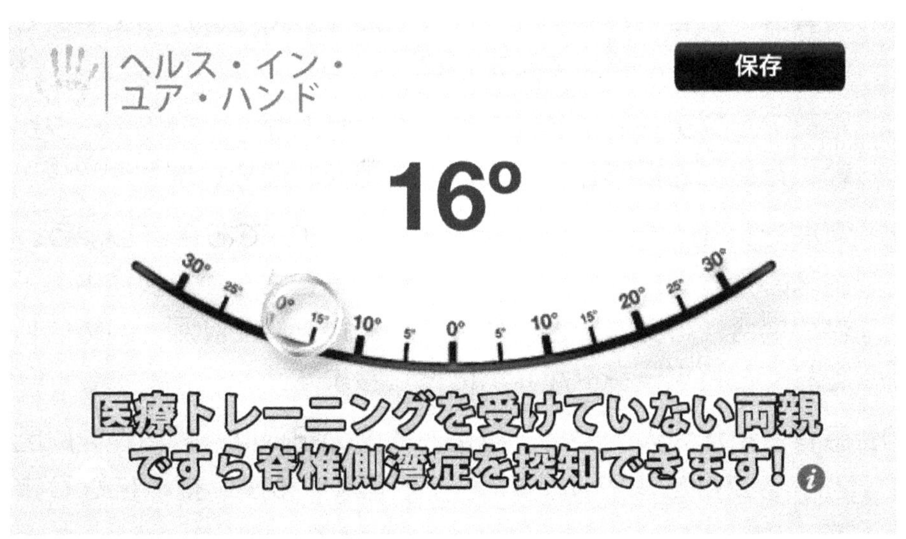

弯曲の測り方

ScolioTrackを使って正確に弯曲を計測するには、他の人に計測を手伝ってもらう必要があります。以下の方法で計測します：

1. 手伝ってくれる人に貴方の背後に立ってもらい、貴方自身は、真っ直ぐ立って腕を体の横に楽に伸ばします。辛くない程度まで、上体をゆっくりと前屈させます。
2. 患者さんの位置を調整して、脊椎の弯曲や歪み、変形がよくわかるようにします。
3. ScolioTrackを変形している脊椎部分に合わせてもらいます。ScolioTrackは脊椎の中央におきます。
4. 保存ボタンをタップし、ATR（胴体旋回角度）を記録します。
5. 次に、患者さんの姿勢を写真に撮って、計測した日の記録とします。写真を撮っておく事で、今後のデータと比較して弯曲が進行していないかなどの変化を確認できます。
6. 写真は、患者さんの肩のラインをガイドにしながら上半身を画面中央にして撮ってください
7. 写真アップデートは必須ではありませんが、今後のデータ比較のためにも撮影しておくことを是非お勧めします。
8. 弯曲を計測した日の身長と体重も入力しておきましょう。将来の参考データになります。特に患者さんが成長途中の子供の場合、写真撮影と身長体重の記録を弯曲計測と同時にしておくと将来データが非常に役立ちます。
9. 患者さんが大人の場合、身長と体重の記録は、側弯症を原因とする変形による体型の変化を確認する良い指標になります。

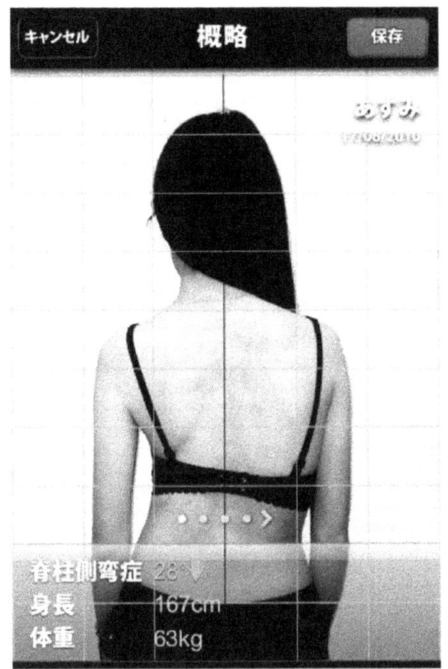

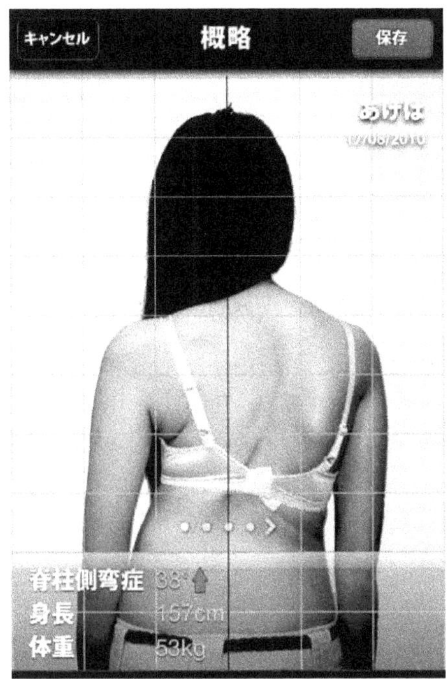

ScolioTrackの特徴とその利点とは?

Scoliotrack (スコリオトラック)は、安アメリカの医師が使用する脊柱側弯計の機能を携帯機器で再現したもので、レントゲンより安全でしかも非常に高度な正確性を持っています。医者の検診が数ヶ月空く期間にも、自宅で手軽に使用し弯曲の測定ができます。

測定した記録や全ての情報がひとつにまとめて保存されているので、次回の検診の時には簡単な操作で閲覧可能です。表示は読みやすく、時間経過による変化を簡単に記録するグラフ・フォーマットも用意されています。

ScolioTrack　に関するお問い合わせ、使い方のチュートリアルビデオは以下のサイトからどうぞ：**www.scoliotrack.com**

肥満指数 - BMIとは

身体組成は、人によってそれぞれ違います。身長、体重がまったく同じ二人でも、それぞれが持つ骨の構造と筋肉や脂肪の付く割合は違ってきます。ですから、体重だけが健康状態を判断する要因とはいえません。BMI（肥満指数）の低い思春期の子供には脊柱側弯症が発症する危険性が高いと言われています。成人の場合、低体重から通常、肥満でも側弯症は関係なく発症します。自分のBMIを把握すると、食生活やエクササイズの効果が出ているかどうか見極めるのに役立ちます。

BMIの見つけ方：次の表の左端から自分の身長を見つけ、その行に並ぶ数字から自分の体重を見つけます。表の上部にある数字が貴方のBMIになります。

$$\mathrm{BMI} = \frac{\text{体重 (kg)}}{(\text{身長(m)})^2} \qquad \mathrm{BMI} = \frac{\text{体重 (lb)}}{(\text{身長(in)})^2} \times 703$$

BMI	19	20	21	22	23	24	25	26	27	28	29	30	31	32	33	34	35
身長(cm)								体重 (kg)									
147	41	44	45	48	50	52	54	56	59	61	63	65	67	69	71	73	76
150	43	45	47	49	52	54	56	58	60	63	65	67	70	72	74	76	79
152	44	46	49	51	54	56	58	60	63	65	67	70	72	74	76	79	81
155	45	48	50	53	55	58	60	62	65	67	70	72	74	77	79	82	84
158	47	49	52	55	58	60	62	64	67	70	72	74	77	79	82	84	87
160	49	51	54	56	59	61	64	66	69	72	74	77	79	82	84	87	89
163	50	53	55	58	61	64	66	68	71	74	77	79	82	84	87	89	93
165	52	54	57	60	63	65	68	71	73	76	79	82	84	87	90	93	95
168	54	56	59	62	64	67	70	73	76	78	81	84	87	90	93	95	98
170	55	58	61	64	66	69	72	75	78	81	84	87	90	93	96	98	101
173	57	59	63	65	68	72	74	78	80	83	86	89	92	95	98	101	104
175	58	61	64	68	70	73	77	80	83	86	89	92	95	98	101	104	107
178	60	63	66	69	73	76	79	82	85	88	92	95	98	101	104	107	110
180	62	65	68	71	75	78	81	84	88	91	94	98	100	104	107	110	113
183	64	67	70	73	77	80	83	87	90	93	97	100	103	107	110	113	117
185	65	68	72	75	79	83	86	89	93	96	99	103	107	110	113	117	120
188	67	70	74	78	81	84	88	92	95	99	102	106	109	113	116	120	123
190	69	73	76	80	83	87	90	94	98	102	105	109	112	116	120	123	127
	通常						肥満					過度な肥満					

第3章

側症改善予防に適した栄養群とエクササイズ

脊椎の健康状態を良くする15の食生活ルール

自然療法による脊柱側弯症予防と治療法」では、側弯症によるダメージを受けた脊椎の改善や予防、脊椎の健康な成長に必要な栄養について、詳しく説明しています。ここでは、そこから抜粋した必要不可欠な情報を取り上げます。タンパク質や炭水化物、カロリー、プロバイオティック食品、ビタミンD、食物油について、それから、脂肪分を燃焼させる食品や逆に太る原因となる食品、体に悪影響を与える恐ろしい食品なども紹介します。

側弯症改善に役立つ食品も後で紹介しますが、まずは、人間にとっての栄養の重要性について確認しましょう。

側弯症に適した食生活を考える

まずは、人間に必要な栄養について、再認識する必要があります…多くの人が、世の中の"ダイエット"情報に惑わされてしまっているからです。巷で流行るダイエット法が一番だと信じ込み、次から次へと流行に合わせて食生活を変える人が多いようです。低脂肪ダイエットが流行ったと思えば、アトキンス方式が良いといわれ、サウスビーチダイエットに効果があると人気が出たかと思えば、次はグレープフルーツダイエット、その次はデトックス、そしてベジタリアンダイエットと、流行りはどんどん変わります。中にはある個人の意見から熱心に提唱されたり、市場のねらいで広まったダイエット法のような、科学的根拠のまったくない馬鹿げたものも出回っています。

本当の科学を基本にまとめられた唯一の"ダイエット"方法は旧石器時代の人々の栄養摂取（つまり、パレオ・ダイエット）に関する研究です。私は"パレオ・ダイエット"と読んでしまうのに抵抗があります。なぜなら、これは単に巷で話題になるようなダイエット法とまったく違うだけではなく、農業革命が起きる以前の私達の祖先が食べていたものに関する古代栄養科学の研究を基にした食事方法だからです。研究によれば、人類の祖先は誕生してから（約200万年前、ジャワ原人や北京原人などのホモ・エレクトスの時代）現在までの99.5%　の部分は、野生の植物や動物のみを食べており、近年の0.5%の部分（農業革命以降の最近5,000～10,000　年）では、食生活のほとんどを育てられた植物や動物が占めているとされています。この食生活の変化における最大のポイントは、原始時代と現代の食生活（そして食用動物に与えられる飼料）が占める穀物の量が急激に増大している点です。

多くの人が原始時代の人々の食事内容がはっきりとわかるはずがない、と考えているようですが…それは違います。

古代の栄養を研究する学者は、かなりの確信を持って古代人の食生活がどんなものだったか理解できていると考えています。世界中で発見された様々な時代の糞の化石や骨のサンプルの同位体存在比を研究し、古代人の食生活における動物と植物の比率を判別することで、古代人が菜食中心であったという事実はあり得ないという結論に達しています。更に、その食生活は動植物双方を摂取し、かなり高い割合でタンパク質を摂取していたと考えられています。住んでいた場所、時代によって食生活の動物と植物の摂取割合は異なりますが、常に我々は雑食であったことに違いはありません。

では、農業革命以前の我々の祖先、人類の歴史の99.5%を占める古代人の食生活はどんなものだったのでしょうか？　答えは簡単です：

- 自然な状態で育った動物の肉、魚介類（養殖や大量生産で育てられたのではなく、本来の食生活で成長した動物や魚介類）
- 果物
- 野菜
- 卵
- ナッツ類
- 種

現代のように大量の穀物を製粉する手段がなかった古代人の食生活では、穀物が占める割合は非常に少なく、スープやシチューの具として含まれる程度にしか過ぎなかったのです。これと比較すると、現代の食生活にはシリアル、パン、パスタなど、毎食に含まれる穀物の量が激増しているのが理解していただけると思います。遺伝的に考えれば、私達の体はこのような大量の穀物を摂取するようにプログラムされていないはずです。

概要を理解していただいた所で...具体的に私がお伝えしたい食生活ルールをご紹介しましょう：

食生活ルール #1

貴方の食生活から炭水化物を完全に取り除く必要はありません。適量摂るのは体に良いからです。加工糖や加工穀物の摂取量は最低限に抑えましょう。野菜から摂取する炭水化物は、加工糖や加工穀物から摂取するより体に良いとされます。長時間満腹感を得られるでんぷん質の多い野菜を食べる事をお勧めします。シリアル、パン、パスタといった形で穀物を摂ると、血糖調節機能に大きな負荷をかけるだけでなく、こういった食品に多く含まれる栄養阻害物質が、人体へのミネラル吸収を妨げます。グルテンも内臓に慢性炎症を引き起こし、消化器系にダメージを与えることもあります。

これに比べ、サツマイモ、ジャガイモといった塊茎が消化器系に与える炎症は少なくなっています。また活発な生活を送っている人はサツマイモやジャガイモの消化力が高く、余分な炭水化物を燃焼することができます。

食生活ルール #2

野生鳥獣の肉、魚介類、牧草を食べて育った動物や放牧で育てられた鶏の卵を食べましょう。養殖魚介や家畜は穀物を与えられて育っている場合がほとんどですし、囲われた狭い場所で育っており健康的とはいえませんので、なるべく食べないようにします。

食生活ルール #3

ほとんどの人が自分の食生活に含まれるオメガ6脂肪酸とオメガ3脂肪酸の比率を気にしていないと思います。人類史上初期の食生活に含まれるオメガ6脂肪酸とオメガ3脂肪酸の比率はだいたい1:1から2:1だったと考えられています。しかし、現在の食生活のオメガ6脂肪酸とオメガ3脂肪酸の割合は20:1から30:1の人がほとんどで、これが、ほとんどの変性疾患の原因とひとつとされています。

この2種類の脂肪酸の比率をバランス良くするには、コーン油、綿実油、大豆油の摂取を減らし、穀物飼料を与えられて育った家畜や養殖魚を食べないようにすることです。天然魚、牧草で育った家畜の乳製品や肉、放し飼いされた鶏の卵にはより多くのオメガ3脂肪酸が含まれていますから、これらを食生活に取り入れましょう。クルミ、チアシード、麻実油、フィッシュオイル、クリルオイルもオメガ3脂肪酸が多く含まれ、EPA（エイコサペンタエン酸）やDHA（ドコサヘキサエン酸）を摂るのに素晴らしい食品です。フィッシュオイルには非常に多くのEPA　（エイコサペンタエン酸）やDHA（ドコサヘキサエン酸）が含まれていますし、クリルオイル（オキアミから抽出したオイル）にはアスタキサンチンという抗酸化物質が多く、フィッシュオイルに比べて体への吸収率が高いとされています。

動物性食品からのオメガ3脂肪酸摂取の方が、野菜や種油からの摂取より食生活に良い影響を与えますので、動物性からの摂取を多くするように心がけましょう。動物性食品に含まれるオメガ3脂肪酸は既に利点の多いDHAやEPAといった状態になって存在しているのですが、植物内のオメガ3脂肪酸はそうではなく、体内での合成はDHAやEPA非効率的だからです。

食生活ルール #4

加工糖の他に、西洋食文化から減らすべき3大食品が大豆、トウモロコシ、小麦とその派生食品であるコーンシロップ、大豆油、コーン油、大豆タンパク質です。研究によれば、カナダ、アメリカ、オーストラリアなど、平均的な西洋食文化を持つ人が摂取するトウモロコシ、小麦、大豆とその派生食品の量は67%にもなるそうです。

食生活ルール #5

薬味や調味料、ドレッシングに含まれる高カロリー食品や炎症を引き起こす食材についても理解しておきましょう。果糖を多く含むコーンシロップは高カロリーで、ケチャップやカクテルソース、マリネ、サラダドレッシングといった形で摂取すると体の代謝にダメージを与えるのはあまり知られていません。

例を挙げると、大さじ1杯のケチャップには約5gの砂糖が含まれており、ハンバーガーとフライドポテトにケチャップを付けて食べた場合、だいたい大さじ2～４杯、つまり砂糖10～20gをケチャップのみで摂取していることになり、この他にソーダ類を合わせるとかなりの量の糖分になることが分かります。

食品ラベルを良く見るようにして、HFCS（高果糖コーンシロップ）をなるべく避けましょう！トウモロコシ精製業界の宣伝では“高果糖コーンシロップは砂糖と同じで自然な食品です”などと言っていますが、「自然療法による脊柱側弯症予防と治療法」の第8章－基本となる炭水化物 を読んでいただければ、糖質自体が決して良い物ではないのに加え、高果糖コーンシロップがどれほど悪いものであり、宣伝の内容が大きな間違いなのは分かってもらえるはずです。

食生活ルール #6

糖分摂取が習慣化してしまい、甘いものが必要ではないのに食べる悪い癖がついてしまっている人も仲にはいるはずです。余分な糖分が体内から貴方の体にダメージを与えます。キャンディや甘い飲み物から摂取する糖分は簡単には燃焼できません。糖分は人間を太らせるだけでなく、心臓疾患、糖尿病を引き起こし、ガン細胞にも栄養を与えます。精製された砂糖はできるだけ避け、糖分は果物など自然な形でなるべく少量摂るようにしましょう。

食生活ルール #7

カノーラ油生産業者は、カノーラ油にはオリーブオイルと同様に一価不飽和脂肪酸を含み、健康に良く安全な食品だと宣伝していますが、生化学的見地からいうと、これは事実ではありません。カノーラ油はオリーブオイルと比べられるような食品ではなく、その体内での働きは全く違います。カノーラ油の使用は避けましょう 。

食生活ルール #8

カノーラ油を避ける以外に、大豆油、コーン油、綿実油の使用もできるだけ避けてください。これらの油は体で炎症を引き起こす可能性が高いですし、オメガ 3 脂肪酸とオメガ6脂肪酸のバランスを崩します。またこれらの油は遺伝子組み換えで造られた穀物から作られている場合が多く、遺伝子組み換え作物が体に与える影響はまだ科学者の間でもきちんと理解されていません。

「自然療法による脊柱側弯症予防と治療法」の第10章—脂質についての真相に、どんな種類の油を料理に使うと良いか、また避けるべき種類はどれかを説明してあります。「自然療法による脊柱側弯症予防と治療法」の第10章—脂質についての真相　に、どんな種類の油を料理に使うと良いか、また避けるべき種類はどれかを説明してあります。

食生活ルール #9

バターかマーガリン、本当はどちらが健康に良いか知っていますか。体に良いとされるマーガリンですが、体に炎症を引き起こす大豆油やコーン油で作られているので、決して良いものではありません。マーガリンを使うのはやめ、牧草で育った牛の乳から作られた乳製品を食べましょう。

食生活ルール #10

卵代用食品それとも卵、どちらが体に良いでしょう？　この問題についていまだに論争されているのには驚きです。卵の中で黄身が一番栄養がある部分なのをほとんどの人が理解していないようです。黄身には卵全体の90%の微量栄養素と抗酸化物質を含み、そのうえ私達の健康に重要な脂溶性ビタミンは黄身に全て含まれているのです。これだけ栄養豊富な黄身を食べずに卵白だけや卵代用食品を食べるのは全く理解できない話です。そしてもうひとつ、卵に含まれるコレステロールは心臓に悪くありません…逆に、HDL (善玉)コレステロールを増やしてくれます。全卵が白身だけや卵代用品よりはるかに健康に良く、脂肪燃焼ホルモンを増加させます。私は一日3～4個の卵を食べますが、脂肪燃焼ホルモンのおかげで体脂肪の数値は一桁です。

食生活ルール #11

世間では長い間、飽和脂肪酸は健康の敵であり、体に悪いので避けるようにと言われてきましたが、実際にはそれほど悪いものではないのです。近年の科学者の研究によって、飽和脂肪酸がホルモンバランスや細胞膜の形成、その他多くの身体機能に重要な役割を果たしていることが分かってきました。「自然療法による脊柱側弯症予防と治療法」の第10章でも飽和脂肪酸が体に悪いものではなく、摂取源となる食品を選べば体に役立つものである事を説明しています。

飽和脂肪酸が何故体に悪いといわれてきたか、健康に良いと言える根拠、そして古代人の食文化では常に重要視されてきたかなど、更に詳しい内容は「The Truth about Saturated Fat」という栄養化学博士の文献が出ています。

食生活ルール #12

人工甘味料にはカロリーが全くありませんが、体に害を与えますので使わないようにしましょう。人工甘味料の使用で体重が増加すると報告する研究が多くあります。最近の研究発表では、これらの人工甘味料は胃の細胞や甘味を感知する口の細胞の働きでインシュリンを放出させるように体に働きかけているというものもあります。インシュリンのレベルが高くなると体内に付く脂肪が増えます。また、人工甘味料を摂った数時間後には砂糖や炭水化物への欲求が増加するとされています。

食生活ルール #13

体内のビタミンDレベルにも注意を払いましょう。

ビタミンDは人間の体にとって最も大切な栄養素のひとつです。体内のホルモンバランスと免疫機能のコントロールに最も重要な栄養素がビタミンDです。体調やホルモンバランスが崩れている時は、ビタミンDのレベルの低下が影響していることが多いのです。

実は、アメリカ人の約90%がビタミンD欠乏になっていると推定されています。貴方の血中のビタミンDレベルも調べてみてもらってください。ホルモンバランスや免疫機能の働きを非常に良い状態になるには、ビタミンDレベルが50～70ng/mlの範囲である必要があります。実際はほとんどの人が20から30前後またはそれ以下のレベルしかなく、これは非常に健康状態に影響を与えます。

日光に含まれるUVB（紫外線B）と皮膚の油によって、ビタミンDが体内に作られることから、日光に当たるのは重要です。油の多い魚、卵黄、内臓肉がビタミンDを多く含む食品ですが、食生活だけで体に充分なビタミンDを摂取するのは困難です。少しの時間でも日光に当たって（日焼けしすぎない程度に）ビタミンD摂取をするようにしましょう。

人間の体への重要性、5歳分もの若返り作用が期待できる！といったビタミンDに関する更に詳しい情報は、「自然療法による脊柱側弯症予防と治療法」の第10章で説明しています。

食生活ルール #14

プロバイオティックは最高です！

ビタミンDのレベルと同様に、貴方の健康状態を良くする大きなポイントのひとつがプロバイオティックです。貴方の内臓の“マイクロバイオーム（人体にすむ微生物相）”には、合計何百種類という微生物が何兆という数いるのです。これらの微生物は私達の体内で非常に重要な働きをしていますが、多くの人がそれを正しく理解していません。

プロバイオティックはビタミンDレベルの維持と同様に免疫機能に大きく影響します。病原体が体に入るのを防いだり、病気の予防にまず働くのがプロバイオティックだからです。またプロバイオティックは消化吸収機能にも大きな影響を与えます。

「自然療法による～」の第7章、“発酵食品を取り入れる”では、プロバイオティックが消化吸収と免疫力をどのようにサポートするのか、またあなたのプロバイオティックをより健康にするにはどうすれば良いかを紹介しています。

食生活ルール #15

そして最後に、食べる事や家族や仲間との食事を楽しみましょう。テレビの前に座ってただひたすら食物を口に運ぶような食事はよくありません。食事に集中せずに適当にものを食べているとより多くのカロリーを摂取し、太る原因になるとする研究報告があります。他の事に気を散らさずに、一口ずつよく咬んで食事するようにしましょう。食材の持つ繊細な味や香りを楽しみながら食事をしましょう。こうすることで、食べる量やカロリーをコントロールしながら、楽しい食事をすることができます。

側弯症エクササイズプログラムを作る

座っている時間が多い生活からエクササイズを取り入れた活動的な生活に切り替えるのは、簡単なことではありません。ですが、エクササイズは人間の体に一番重要なもののひとつであり、様々な病気から身を守ってくれます。脊椎の弯曲改善と予防に効果的なエクササイズは３つのタイプがあります。

体のバランスを整えるストレッチ

1. 痛みがある部分ではなく、筋肉が凝り固まっていたり張りがある部分をストレッチするように心がけましょう。

2. 毎月、貴方の脊柱側弯症の症状を記録し、特に脊椎の周辺の筋肉の張りについてチェックします。

3. ストレッチが簡単にできるようになり、痛みなどを感じないのであれば、筋肉を伸ばす時間を少し長くしましょう。

体幹を安定させるエクササイズ

1. 体幹安定エクササイズは貴方の脊椎を支える力を付けるのに最も効果的な運動です。

2. 体幹筋肉の強さと安定度テストは、体幹筋肉の強さと安定力を見極めるのに役立ちますし、続ける事で筋力を鍛え、体の安定力を高めます。どの運動もうまく、楽にできるようになるまで週に3～4回エクササイズをおこなってください。

3. 安定テストが全てできるようになったら、体幹安定エクササイズの初級から上級をおこない、更に体幹筋肉を鍛えていきましょう。

体の軸を整えるエクササイズ

1. 体の軸を整えるエクササイズは脊椎周辺の筋肉を鍛えるので、側弯症のような脊椎に関連のある病気の治療にとても有効です。

2. 体の軸や脊椎が傾いていないかを確認するために、鏡を見ながら、または他の人に貴方のエクササイズを見てもらいながらエクササイズをしましょう。

エクササイズを始める前に注意する点

以下の点に充分注意しましょう：

- 体の状態を確認しながらエクササイズをおこないます。体がエクササイズに慣れるまで焦らずに続けましょう。
- 体調がすぐれない時はエクササイズをやめましょう。
- エクササイズをするのに楽で通気性の良い服を着て、脊椎や腰、膝や関節、足などに負担をかけない靴を吐きましょう。
- ストレッチ前にはウォームアップをして体をほぐします。
- ストレッチをする筋肉群が完全に健康な状態でない場合は、一度にまとめてストレッチするのはやめておきましょう。リハビリや治療にまず専念することが優先です。
- エクササイズ中に不快感や痛みを感じ、それが15分程度経っても消えないようなら、エクササイズを止めて医者に連絡しましょう。

- 過度なエクササイズ、体に無理をかけるエクササイズをおこなってはいけません。
- ストレッチ、エクササイズの後には必ずクールダウンをおこないます。ウォームアップと同様に非常に重要です
- 暑かったり、湿気がある時に体に負担が大きくかかるエクササイズをするのはやめましょう。
- エクササイズ前後、そしてエクササイズ中も水分補給を忘れないように。

あなたに適したエクササイズとは

バランスの取れたエクササイズは貴方の体全体の健康改善を促し、体力をつけ、精神面の安定ももたらします。エクササイズ内容は貴方のニーズ、目標、そして生活スタイルに合ったものにしましょう。

最初に貴方の現状を把握します：

- 一日のうち、どの位の時間をエクササイズに使えますか？
- 仕事をしていて、エクササイズもしたら体力を消費してしまうのでは、と心配している方は安心してください。研究によると、エクササイズをした日の方がそうでない日に比べ、より効率的に仕事ができ、精神的にも安定し、ストレスの影響を受けないとされています。
- どんな運動がお好きですか？好きな運動があれば、それをエクササイズに取り入れると良い効果をもたらします。
- どこでエクササイズをしますか？自分の予定や生活に合った場所でエクササイズができるように計画しましょう。

- エクササイズに道具は必要ですか？ボールやテーブルなど特別な道具がなくても、うまく活用すればエクササイズに役立ちます 。

週ごとのエクササイズプランを立てておき、更に月ごとの目標を設定し、気分や体調、予定を考慮しながら実践していきましょう。

次に1週間のエクササイズスケジュールの例を挙げてみました。「自然療法による脊柱側弯症予防と治療法」の第14～18章を参考にし、貴方の体調を相談しながらスケジュールをたててください。

注意：エクササイズの前後10分間は、ウォームアップとクールダウンを必ずおこないましょう。側弯症エクササイズに取り入れる運動は体への負担を配慮し、負荷が軽度なものを選びます。これだけには留まりませんが、以下のような運動がお勧めです：

- サイクリング
- ステーショナリーバイク
- 水泳などの水中運動
- 早足で歩く
- 階段の上り下り
- ヨガまたはピラティス

唯一、体に良くないエクササイズは、
サボってしまって実践しないエクササイズです。

毎週ごとに目標を決める

記録ページの初めに食生活とエクササイズの目標を記入する欄が設けてあります。目標はなるべく具体的で、実行できる内容を書きましょう。“糖分を控える”と書くのではなく、“甘いものは一日ひとつにする”とか、“ソーダではなくミネラルウォーターを飲む”などと、具体的に目標を決めましょう。エクササイズについても、“より多く運動する”ではなく、“レベル１の腕立て状態維持を60秒キープする”とか、“体のバランスを整えるストレッチを２種類増やす”などといった具合です。

無理のない目標を立てましょう！　これまで夕食にご飯やパンを食べていた人は、いきなりそれを完全にやめるのではなく、まずは半量にしてみる方が目標達成しやすくなります。今まで週に2度エクササイズをしていた人は、いきなり6回に増やすのではなく、3回を目標に頑張ります。

新しい高い目標を毎週設定する必要もまったくありません。時には、無理して次のレベルによじ登る前に、新しい食生活やエクササイズが体に馴染んですっかり習慣になるまで、数週間または数ヶ月でも同じ目標を続けるのも効果的です。逆に、新しい事に挑戦したいという気持ちの場合もあるでしょう。そういう時は朝食メニ⁊ーを全て貴方のメタボリックタイプに合った食品にしてみるなど、やる気に合わせてトライしてください。貴方の性格に合った方法で努力が継続できればいいのです。目標をあまり高く設定せずにひとつひとつ実現させていくタイプの人もいれば、自分にチャレンジする事で目標達成するタイプの人もいるはずです。

1週間のエクササイズスケジュールの例

曜日	エクササイズ	程度	時間	月毎の目標
月曜日	サイクリング	軽度	15～30分	40分
火曜日	バランスストレッチ4種、体幹安定エクササイズ4種、体軸エクササイズ3種	ＤＶＤと本の説明を参考に		
水曜日	水泳	軽度	15～30分	40分
木曜日	バランスストレッチ4種、体幹安定エクササイズ4種、体軸エクササイズ3種	ＤＶＤと本の説明を参考にしながらおこなう		
金曜日	ヨガ	中程度	15～30分	40分
土曜日	休息			
日曜日	バランスストレッチ4種、体幹安定エクササイズ4種、体軸エクササイズ3種	ＤＶＤと本の説明を参考にしながらおこなう		

パート2

成功への道
毎日の食生活とエクササイズの記録

週ごとの脊椎弯曲変化の記録

開始日 ＿＿＿＿＿＿＿＿

メタボリックタイプ＿＿＿＿＿ ○炭水化物 ○混合 ○タンパク

弯曲の数 ＿＿＿＿＿ ○ S字型　○ C字型

コブ角 ＿＿＿＿＿＿＿ (計測できる場合)

プログラム開始時のＢＭＩ：＿＿＿＿＿＿＿＿

○低体重　○標準　○標準以上

週ごとの記録	開始時	第1週	第2週	第3週	第4週	第5週	第6週	第7週	第8週	第9週	第10週	第11週	第12週	12週間での変化
身長 (cm)														
体重 (kg)														
BMI														
胴体旋回角度 (ATR) スコリオトラック使用		N/A		N/A		N/A		N/A		N/A		N/A		
脊椎のレントゲン撮影を最近おこなった？	□はい □いいえ	N/A	N/A	N/A	N/A	N/A	N/A	N/A	N/A	N/A	N/A	N/A	N/A	
弯曲状態を図解してみた?	□はい □いいえ	N/A	N/A	N/A	□はい □いいえ	N/A	N/A	N/A	□はい □いいえ	N/A	N/A	N/A	□はい □いいえ	
トリガーポイントをマークした？	□はい □いいえ	N/A	N/A	N/A	□はい □いいえ	N/A	N/A	N/A	□はい □いいえ	N/A	N/A	N/A	□はい □いいえ	

第1週: あなたの症状を図解する

「自然療法による脊柱側弯症予防と治療法」の第12章（208ページ～）を参考にして、あなたの症状を図解してみましょう。脊椎や体の弯曲を正しく理解することが、あなたに適したエクササイズを用意する大きな助けになります。

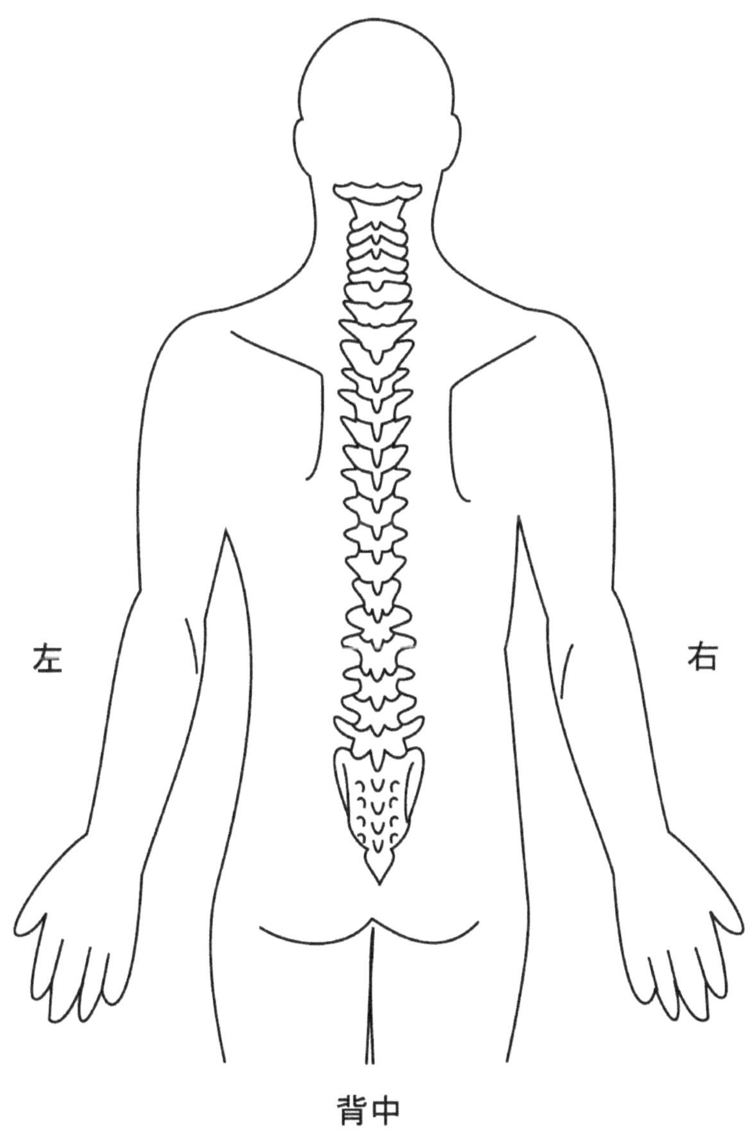

第1週: 症状を確認

弯曲を改善するには、どの筋肉が弯曲と関わっているのかを明確にし、背中のどの部分で痛みや痺れ、感覚の麻痺があるのかを理解することが重要です。**「自然療法による脊柱側弯症予防と治療法」**には、症状を確認し図解する方法を紹介してあります。4週間ごとに症状をチェックし、弯曲の改善や変化をメモしていきましょう。

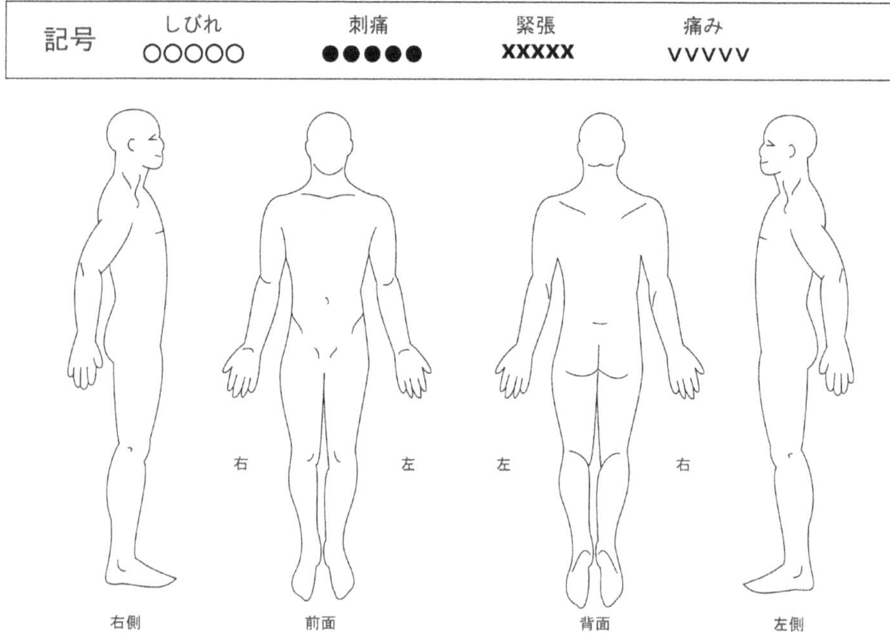

第1週：トリガーポイントを記録する

「自然療法による脊柱側弯症予防と治療法」の第17章"　側弯症とうまく共存する　"（291ページ~）を参考に、トリガーポイントを記入してみましょう。週に2-3回トリガーポイントをマッサージすると、筋肉のアンバランスや痛みを改善できます。4週間ごとにトリガーポイントを記録して症状の改善状況を確認しましょう。

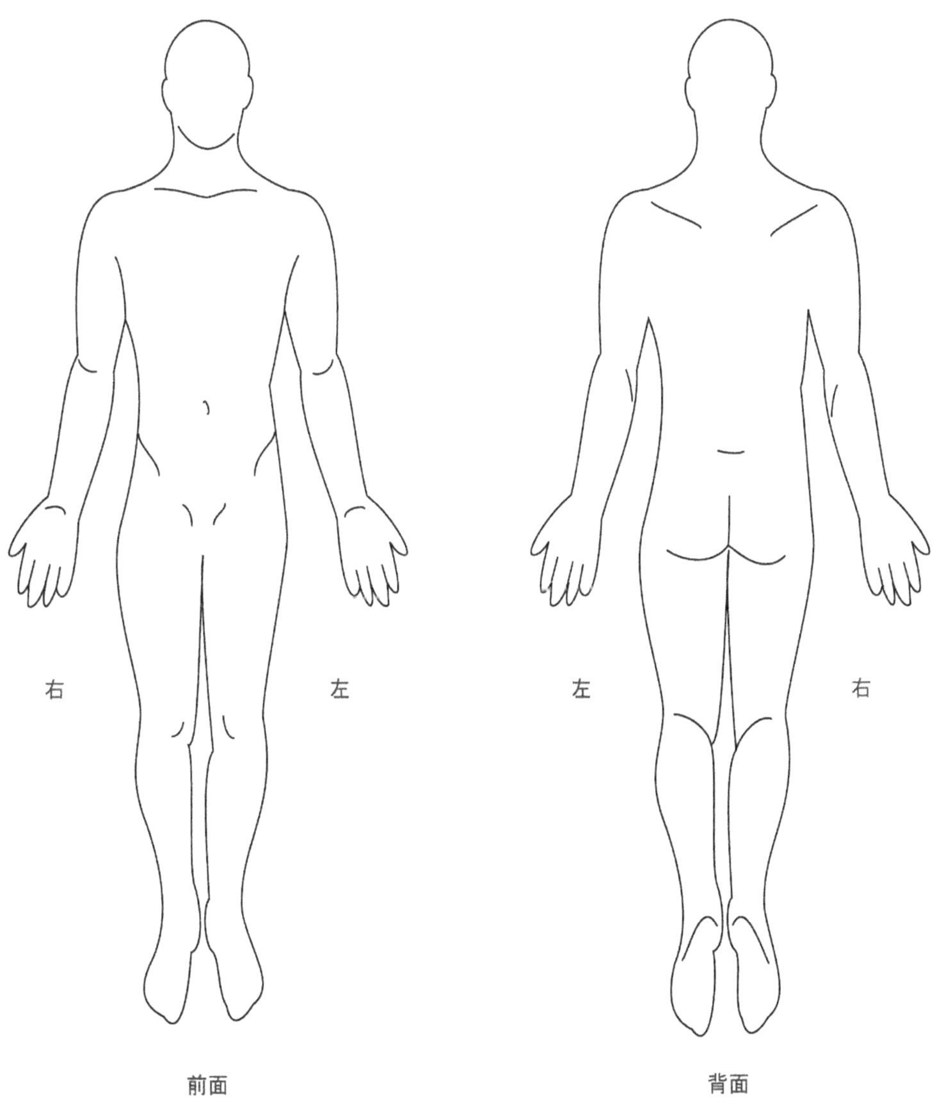

食生活とエクササイズの記録　　第1週 / 1日目

日付：________

食生活とエクササイズの目標：________

食事	食べた食品	追記事項
朝食		
昼食		
夕食		
おやつ/間食		

	エクササイズ	時間と回数、追記事項
バランスストレッチ		
体幹安定エクササイズ		
体軸エクササイズ		

もし誰かが“不可能だ”と言ったら、それはその人とは一緒にできないという意味だであって、
貴方にとって不可能だという意味ではない　- カレン・ E. キノンズ・ミラー

食生活記録シート	□ 朝食　□ ランチ	□ 夕食
食後の心身の反応	**良い**	**悪い**
食欲満腹感 / 満足度甘いものへの欲求	食後は. . . □ 満腹、満足できる □ 甘いものへの欲求がない □ もっと食べたいと思わない □ すぐにはお腹が減らない □ 次の食事まで間食は □ いらない	食後は. . . □ 胃は膨れているが、まだ空腹である □ 満足感がない、何か物足りないような感じがする □ 甘いものが食べたいと思う □ すぐにお腹がすいてしまう □ 間食が必要
体の活力、元気の度合	食事から得た活力の標準的な反応： □ 食後、活力が戻ってきた □ 満足でき、継続する"普通の"状態の体調	食事から得た活力が乏しい： □ 過度な活力、または活力が回復しない □ 興奮しすぎたり、落ち着かない、震え、緊張する、いそいそとする □ 興奮しすぎだが、"実は"体は非常に疲れている □ 活力の低下、疲労感、倦怠感、睡魔、だるさ、無気力、けだるい感じがする
精神的、感情的な体調	標準的な状態： □ 体調の回復 □ 補給され、充足した感覚 □ 高揚感 □ 気分が晴れやかになり、 □ はっきりする □ 思考回路が通常の状態に □ 戻る	普通ではない状態： □ 緩慢で怠惰、ぼうっとしている状態 □ 思考がすぐに、明確に働かない □ 興奮し過ぎて思考が働きすぎる □ 集中できない、集中が続かない □ 無関心、落ち込み、悲壮感 □ 不安、執着心、恐怖感、いらだち、短気、怒りっぽい etc.

食生活とエクササイズの記録　第1週 / 2日目

日付：＿＿＿＿＿＿＿＿
食生活とエクササイズの目標：＿＿＿＿＿＿＿＿

食事	食べた食品	追記事項
朝食		
昼食		
夕食		
おやつ/間食		

	エクササイズ	時間と回数、追記事項
バランスストレッチ		
体幹安定エクササイズ		
体軸エクササイズ		

人生は価値あるものだと信じなさい。
そうすれば、あなたの信念がその事実を生み出すだろう - ウィリアム・ジェームズ

食生活記録シート　□ 朝食　□ ランチ　□ 夕食		
食後の心身の反応	**良い**	**悪い**
食欲満腹感 / 満足度甘いものへの欲求	食後は. . . □ 満腹、満足できる □ 甘いものへの欲求がない □ もっと食べたいと思わない □ すぐにはお腹が減らない □ 次の食事まで間食は □ いらない	食後は. . . □ 胃は膨れているが、まだ □ 空腹である □ 満足感がない、何か物足りないような感じがする □ 甘いものが食べたいと思う □ すぐにお腹がすいてしまう □ 間食が必要
体の活力、元気の度合	食事から得た活力の標準的な反応： □ 食後、活力が戻ってきた □ 満足でき、継続する"普通の"状態の体調	食事から得た活力が乏しい： □ 過度な活力、または活力が回復しない □ 興奮しすぎたり、落ち着かない、震え、緊張する、いそいそとする □ 興奮しすぎだが、"実は"体は非常に疲れている □ 活力の低下、疲労感、倦怠感、睡魔、だるさ、無気力、けだるい感じがする
精神的、感情的な体調	標準的な状態： □ 体調の回復 □ 補給され、充足した感覚 □ 高揚感 □ 気分が晴れやかになり、 □ はっきりする □ 思考回路が通常の状態に □ 戻る	普通ではない状態： □ 緩慢で怠惰、ぼうっとしている状態 □ 思考がすぐに、明確に働かない □ 興奮し過ぎて思考が働きすぎる □ 集中できない、集中が続かない □ 無関心、落ち込み、悲壮感 □ 不安、執着心、恐怖感、いらだち、短気、怒りっぽい etc.

食生活とエクササイズの記録　　第1週 / 3日目

日付：＿＿＿＿＿＿＿＿

食生活とエクササイズの目標：＿＿＿＿＿＿＿＿＿＿＿＿＿＿＿＿＿＿

食事	食べた食品	追記事項
朝食		
昼食		
夕食		
おやつ/間食		

	エクササイズ	時間と回数、追記事項
バランスストレッチ		
体幹安定エクササイズ		
体軸エクササイズ		

貴方の今の人生は周りの環境によって決まるものではない、
単にスタートする環境というだけだ　- ニド・キューベイン

食生活記録シート　□ 朝食　□ ランチ　□ 夕食		
食後の心身の反応	**良い**	**悪い**
食欲満腹感 / 満足度甘いものへの欲求	食後は. . . □ 満腹、満足できる □ 甘いものへの欲求がない □ もっと食べたいと思わない □ すぐにはお腹が減らない □ 次の食事まで間食は □ いらない	食後は. . . □ 胃は膨れているが、まだ □ 空腹である □ 満足感がない、何か物足りないような感じがする □ 甘いものが食べたいと思う □ すぐにお腹がすいてしまう □ 間食が必要
体の活力、元気の度合	食事から得た活力の標準的な反応： □ 食後、活力が戻ってきた □ 満足でき、継続する"普通の"状態の体調	食事から得た活力が乏しい： □ 過度な活力、または活力が回復しない □ 興奮しすぎたり、落ち着かない、震え、緊張する、いそいそとする □ 興奮しすぎだが、"実は"体は非常に疲れている □ 活力の低下、疲労感、倦怠感、睡魔、だるさ、無気力、けだるい感じがする
精神的、感情的な体調	標準的な状態： □ 体調の回復 □ 補給され、充足した感覚 □ 高揚感 □ 気分が晴れやかになり、 □ はっきりする □ 思考回路が通常の状態に □ 戻る	普通ではない状態： □ 緩慢で怠惰、ぼうっとしている状態 □ 思考がすぐに、明確に働かない □ 興奮し過ぎて思考が働きすぎる □ 集中できない、集中が続かない □ 無関心、落ち込み、悲壮感 □ 不安、執着心、恐怖感、いらだち、短気、怒りっぽい etc.

食生活とエクササイズの記録　第1週 / 4日目

日付：＿＿＿＿＿＿＿＿
食生活とエクササイズの目標：＿＿＿＿＿＿＿＿

食事	食べた食品	追記事項
朝食		
昼食		
夕食		
おやつ/間食		

	エクササイズ	時間と回数、追記事項
バランスストレッチ		
体幹安定エクササイズ		
体軸エクササイズ		

先ず、自分に問え、次に、自分で行え　- エピクテトス

食生活記録シート	□ 朝食　□ ランチ	□ 夕食
食後の心身の反応	**良い**	**悪い**
食欲満腹感 / 満足度甘いものへの欲求	食後は. . . □ 満腹、満足できる □ 甘いものへの欲求がない □ もっと食べたいと思わない □ すぐにはお腹が減らない □ 次の食事まで間食は □ いらない	食後は. . . □ 胃は膨れているが、まだ □ 空腹である □ 満足感がない、何か物足りないような感じがする □ 甘いものが食べたいと思う □ すぐにお腹がすいてしまう □ 間食が必要
体の活力、元気の度合	食事から得た活力の標準的な反応： □ 食後、活力が戻ってきた □ 満足でき、継続する"普通の"状態の体調	食事から得た活力が乏しい： □ 過度な活力、または活力が回復しない □ 興奮しすぎたり、落ち着かない、震え、緊張する、いそいそとする □ 興奮しすぎだが、"実は"体は非常に疲れている □ 活力の低下、疲労感、倦怠感、睡魔、だるさ、無気力、けだるい感じがする
精神的、感情的な体調	標準的な状態： □ 体調の回復 □ 補給され、充足した感覚 □ 高揚感 □ 気分が晴れやかになり、 □ はっきりする □ 思考回路が通常の状態に □ 戻る	普通ではない状態： □ 緩慢で怠惰、ぼうっとしている状態 □ 思考がすぐに、明確に働かない □ 興奮し過ぎて思考が働きすぎる □ 集中できない、集中が続かない □ 無関心、落ち込み、悲壮感 □ 不安、執着心、恐怖感、いらだち、短気、怒りっぽい etc.

食生活とエクササイズの記録　　第1週 / 5日目

日付：＿＿＿＿＿＿＿＿

食生活とエクササイズの目標：＿＿＿＿＿＿＿＿＿＿＿＿＿＿＿＿

食事	食べた食品	追記事項
朝食		
昼食		
夕食		
おやつ/間食		

	エクササイズ	時間と回数、追記事項
バランスストレッチ		
体幹安定エクササイズ		
体軸エクササイズ		

死にそうになるほど辛いことも乗り越えれば、あなたをずっと強くする
- フリードリヒ・ニーチェ

食生活記録シート	□ 朝食　□ ランチ　□ 夕食	
食後の心身の反応	**良い**	**悪い**
食欲満腹感 / 満足度甘いものへの欲求	食後は. . . □ 満腹、満足できる □ 甘いものへの欲求がない □ もっと食べたいと思わない □ すぐにはお腹が減らない □ 次の食事まで間食は □ いらない	食後は. . . □ 胃は膨れているが、まだ □ 空腹である □ 満足感がない、何か物足りないような感じがする □ 甘いものが食べたいと思う □ すぐにお腹がすいてしまう □ 間食が必要
体の活力、元気の度合	食事から得た活力の標準的な反応： □ 食後、活力が戻ってきた □ 満足でき、継続する"普通の"状態の体調	食事から得た活力が乏しい： □ 過度な活力、または活力が回復しない □ 興奮しすぎたり、落ち着かない、震え、緊張する、いそいそとする □ 興奮しすぎだが、"実は"体は非常に疲れている □ 活力の低下、疲労感、倦怠感、睡魔、だるさ、無気力、けだるい感じがする
精神的、感情的な体調	標準的な状態： □ 体調の回復 □ 補給され、充足した感覚 □ 高揚感 □ 気分が晴れやかになり、 □ はっきりする □ 思考回路が通常の状態に □ 戻る	普通ではない状態： □ 緩慢で怠惰、ぼうっとしている状態 □ 思考がすぐに、明確に働かない □ 興奮し過ぎて思考が働きすぎる □ 集中できない、集中が続かない □ 無関心、落ち込み、悲壮感 □ 不安、執着心、恐怖感、いらだち、短気、怒りっぽい etc.

食生活とエクササイズの記録　　第1週 / 6日目

日付：＿＿＿＿＿＿＿＿

食生活とエクササイズの目標：＿＿＿＿＿＿＿＿＿＿＿＿＿＿＿＿

食事	食べた食品	追記事項
朝食		
昼食		
夕食		
おやつ/間食		

	エクササイズ	時間と回数、追記事項
バランスストレッチ		
体幹安定エクササイズ		
体軸エクササイズ		

過ちを犯すことに費やされた人生は
何もしなかった人生より立派なだけでなく有益でもある　- ジョージ・バーナード・ショー

食生活記録シート	□ 朝食　□ ランチ	□ 夕食
食後の心身の反応	**良い**	**悪い**
食欲満腹感 / 満足度甘いものへの欲求	食後は. . . □ 満腹、満足できる □ 甘いものへの欲求がない □ もっと食べたいと思わない □ すぐにはお腹が減らない □ 次の食事まで間食は □ いらない	食後は. . . □ 胃は膨れているが、まだ □ 空腹である □ 満足感がない、何か物足りないような感じがする □ 甘いものが食べたいと思う □ すぐにお腹がすいてしまう □ 間食が必要
体の活力、元気の度合	食事から得た活力の標準的な反応： □ 食後、活力が戻ってきた □ 満足でき、継続する"普通の"状態の体調	食事から得た活力が乏しい： □ 過度な活力、または活力が回復しない □ 興奮しすぎたり、落ち着かない、震え、緊張する、いそいそとする □ 興奮しすぎだが、"実は"体は非常に疲れている □ 活力の低下、疲労感、倦怠感、睡魔、だるさ、無気力、けだるい感じがする
精神的、感情的な体調	標準的な状態： □ 体調の回復 □ 補給され、充足した感覚 □ 高揚感 □ 気分が晴れやかになり、 □ はっきりする □ 思考回路が通常の状態に □ 戻る	普通ではない状態： □ 緩慢で怠惰、ぼうっとしている状態 □ 思考がすぐに、明確に働かない □ 興奮し過ぎて思考が働きすぎる □ 集中できない、集中が続かない □ 無関心、落ち込み、悲壮感 □ 不安、執着心、恐怖感、いらだち、短気、怒りっぽい etc.

食生活とエクササイズの記録　　第1週 / 7日目

日付：________________

食生活とエクササイズの目標：________________

____

____

____

____

食事	食べた食品	追記事項
朝食		
昼食		
夕食		
おやつ/間食		

	エクササイズ	時間と回数、追記事項
バランスストレッチ		
体幹安定エクササイズ		
体軸エクササイズ		

自分を見つけることではない。 人生とは自分を創ることである
- ジョージ・バーナード・ショー

食生活記録シート	□ 朝食 □ ランチ □ 夕食	
食後の心身の反応	**良い**	**悪い**
食欲満腹感 / 満足度甘いものへの欲求	食後は. . . □ 満腹、満足できる □ 甘いものへの欲求がない □ もっと食べたいと思わない □ すぐにはお腹が減らない □ 次の食事まで間食は □ いらない	食後は. . . □ 胃は膨れているが、まだ □ 空腹である □ 満足感がない、何か物足りないような感じがする □ 甘いものが食べたいと思う □ すぐにお腹がすいてしまう □ 間食が必要
体の活力、元気の度合	食事から得た活力の標準的な反応： □ 食後、活力が戻ってきた □ 満足でき、継続する“普通の”状態の体調	食事から得た活力が乏しい： □ 過度な活力、または活力が回復しない □ 興奮しすぎたり、落ち着かない、震え、緊張する、いそいそとする □ 興奮しすぎだが、“実は”体は非常に疲れている □ 活力の低下、疲労感、倦怠感、睡魔、だるさ、無気力、けだるい感じがする
精神的、感情的な体調	標準的な状態： □ 体調の回復 □ 補給され、充足した感覚 □ 高揚感 □ 気分が晴れやかになり、 □ はっきりする □ 思考回路が通常の状態に □ 戻る	普通ではない状態： □ 緩慢で怠惰、ぼうっとしている状態 □ 思考がすぐに、明確に働かない □ 興奮し過ぎて思考が働きすぎる □ 集中できない、集中が続かない □ 無関心、落ち込み、悲壮感 □ 不安、執着心、恐怖感、いらだち、短気、怒りっぽい etc.

食生活とエクササイズの記録　　第2週 / 8日目

日付：＿＿＿＿＿＿＿＿

食生活とエクササイズの目標：＿＿＿＿＿＿＿＿＿＿＿＿＿＿＿＿

食事	食べた食品	追記事項
朝食		
昼食		
夕食		
おやつ/間食		

	エクササイズ	時間と回数、追記事項
バランスストレッチ		
体幹安定エクササイズ		
体軸エクササイズ		

千里の道も一歩から – 老子

食生活記録シート	□ 朝食　□ ランチ	□ 夕食
食後の心身の反応	**良い**	**悪い**
食欲満腹感 / 満足度甘いものへの欲求	食後は. . . □ 満腹、満足できる □ 甘いものへの欲求がない □ もっと食べたいと思わない □ すぐにはお腹が減らない □ 次の食事まで間食は □ いらない	食後は. . . □ 胃は膨れているが、まだ □ 空腹である □ 満足感がない、何か物足りないような感じがする □ 甘いものが食べたいと思う □ すぐにお腹がすいてしまう □ 間食が必要
体の活力、元気の度合	食事から得た活力の標準的な反応： □ 食後、活力が戻ってきた □ 満足でき、継続する“普通の”状態の体調	食事から得た活力が乏しい： □ 過度な活力、または活力が回復しない □ 興奮しすぎたり、落ち着かない、震え、緊張する、いそいそとする □ 興奮しすぎだが、“実は”体は非常に疲れている □ 活力の低下、疲労感、倦怠感、睡魔、だるさ、無気力、けだるい感じがする
精神的、感情的な体調	標準的な状態： □ 体調の回復 □ 補給され、充足した感覚 □ 高揚感 □ 気分が晴れやかになり、 □ はっきりする □ 思考回路が通常の状態に □ 戻る	普通ではない状態： □ 緩慢で怠惰、ぼうっとしている状態 □ 思考がすぐに、明確に働かない □ 興奮し過ぎて思考が働きすぎる □ 集中できない、集中が続かない □ 無関心、落ち込み、悲壮感 □ 不安、執着心、恐怖感、いらだち、短気、怒りっぽい etc.

食生活とエクササイズの記録　第2週 / 9日目

日付：＿＿＿＿＿＿＿＿

食生活とエクササイズの目標：＿＿＿＿＿＿＿＿＿＿＿＿＿＿＿＿

食事	食べた食品	追記事項
朝食		
昼食		
夕食		
おやつ/間食		

	エクササイズ	時間と回数、追記事項
バランスストレッチ		
体幹安定エクササイズ		
体軸エクササイズ		

人生は一度きりしかないが、正しく生きればそれで充分である　- メイ・ウェスト

食生活記録シート　□ 朝食　□ ランチ　□ 夕食		
食後の心身の反応	**良い**	**悪い**
食欲満腹感 / 満足度甘いものへの欲求	食後は. . . □ 満腹、満足できる □ 甘いものへの欲求がない □ もっと食べたいと思わない □ すぐにはお腹が減らない □ 次の食事まで間食は □ いらない	食後は. . . □ 胃は膨れているが、まだ □ 空腹である □ 満足感がない、何か物足りないような感じがする □ 甘いものが食べたいと思う □ すぐにお腹がすいてしまう □ 間食が必要
体の活力、元気の度合	食事から得た活力の標準的な反応： □ 食後、活力が戻ってきた □ 満足でき、継続する"普通の"状態の体調	食事から得た活力が乏しい： □ 過度な活力、または活力が回復しない □ 興奮しすぎたり、落ち着かない、震え、緊張する、いそいそとする □ 興奮しすぎだが、"実は"体は非常に疲れている □ 活力の低下、疲労感、倦怠感、睡魔、だるさ、無気力、けだるい感じがする
精神的、感情的な体調	標準的な状態： □ 体調の回復 □ 補給され、充足した感覚 □ 高揚感 □ 気分が晴れやかになり、 □ はっきりする □ 思考回路が通常の状態に □ 戻る	普通ではない状態： □ 緩慢で怠惰、ぼうっとしている状態 □ 思考がすぐに、明確に働かない □ 興奮し過ぎて思考が働きすぎる □ 集中できない、集中が続かない □ 無関心、落ち込み、悲壮感 □ 不安、執着心、恐怖感、いらだち、短気、怒りっぽい etc.

食生活とエクササイズの記録　　第2週 / 10日目

日付：＿＿＿＿＿＿＿＿

食生活とエクササイズの目標：＿＿＿＿＿＿＿＿＿＿＿＿＿＿＿＿

食事	食べた食品	追記事項
朝食		
昼食		
夕食		
おやつ/間食		

	エクササイズ	時間と回数、追記事項
バランスストレッチ		
体幹安定エクササイズ		
体軸エクササイズ		

もし誰かが "不可能だ" と言ったら、それはその人とは一緒にできないという意味だであって、
貴方にとって不可能だという意味ではない　- カレン・ E. キノンズ・ミラー

食生活記録シート	□ 朝食　□ ランチ　□ 夕食	
食後の心身の反応	**良い**	**悪い**
食欲満腹感 / 満足度甘いものへの欲求	食後は. . . □ 満腹、満足できる □ 甘いものへの欲求がない □ もっと食べたいと思わない □ すぐにはお腹が減らない □ 次の食事まで間食は □ いらない	食後は. . . □ 胃は膨れているが、まだ □ 空腹である □ 満足感がない、何か物足りないような感じがする □ 甘いものが食べたいと思う □ すぐにお腹がすいてしまう □ 間食が必要
体の活力、元気の度合	食事から得た活力の標準的な反応： □ 食後、活力が戻ってきた □ 満足でき、継続する"普通の"状態の体調	食事から得た活力が乏しい： □ 過度な活力、または活力が回復しない □ 興奮しすぎたり、落ち着かない、震え、緊張する、いそいそとする □ 興奮しすぎだが、"実は"体は非常に疲れている □ 活力の低下、疲労感、倦怠感、睡魔、だるさ、無気力、けだるい感じがする
精神的、感情的な体調	標準的な状態： □ 体調の回復 □ 補給され、充足した感覚 □ 高揚感 □ 気分が晴れやかになり、 □ はっきりする □ 思考回路が通常の状態に □ 戻る	普通ではない状態： □ 緩慢で怠惰、ぼうっとしている状態 □ 思考がすぐに、明確に働かない □ 興奮し過ぎて思考が働きすぎる □ 集中できない、集中が続かない □ 無関心、落ち込み、悲壮感 □ 不安、執着心、恐怖感、いらだち、短気、怒りっぽい etc.

食生活とエクササイズの記録

第2週 / 11日目

日付：＿＿＿＿＿＿＿＿

食生活とエクササイズの目標：＿＿＿＿＿＿＿＿＿＿＿＿＿＿＿＿

食事	食べた食品	追記事項
朝食		
昼食		
夕食		
おやつ/間食		

	エクササイズ	時間と回数、追記事項
バランスストレッチ		
体幹安定エクササイズ		
体軸エクササイズ		

物事を始める方法は、ただしゃべるのをやめて行動し始めることだ - ウォルト・ディズニー

食生活記録シート	□ 朝食　□ ランチ	□ 夕食
食後の心身の反応	**良い**	**悪い**
食欲満腹感 / 満足度甘いものへの欲求	食後は. . . □ 満腹、満足できる □ 甘いものへの欲求がない □ もっと食べたいと思わない □ すぐにはお腹が減らない □ 次の食事まで間食は □ いらない	食後は. . . □ 胃は膨れているが、まだ □ 空腹である □ 満足感がない、何か物足りないような感じがする □ 甘いものが食べたいと思う □ すぐにお腹がすいてしまう □ 間食が必要
体の活力、元気の度合	食事から得た活力の標準的な反応： □ 食後、活力が戻ってきた □ 満足でき、継続する“普通の”状態の体調	食事から得た活力が乏しい： □ 過度な活力、または活力が回復しない □ 興奮しすぎたり、落ち着かない、震え、緊張する、いそいそとする □ 興奮しすぎだが、“実は”体は非常に疲れている □ 活力の低下、疲労感、倦怠感、睡魔、だるさ、無気力、けだるい感じがする
精神的、感情的な体調	標準的な状態： □ 体調の回復 □ 補給され、充足した感覚 □ 高揚感 □ 気分が晴れやかになり、 □ はっきりする □ 思考回路が通常の状態に □ 戻る	普通ではない状態： □ 緩慢で怠惰、ぼうっとしている状態 □ 思考がすぐに、明確に働かない □ 興奮し過ぎて思考が働きすぎる □ 集中できない、集中が続かない □ 無関心、落ち込み、悲壮感 □ 不安、執着心、恐怖感、いらだち、短気、怒りっぽい etc.

食生活とエクササイズの記録　第2週 / 12日目

日付：＿＿＿＿＿＿＿＿

食生活とエクササイズの目標：＿＿＿＿＿＿＿＿

食事	食べた食品	追記事項
朝食		
昼食		
夕食		
おやつ/間食		

	エクササイズ	時間と回数、追記事項
バランスストレッチ		
体幹安定エクササイズ		
体軸エクササイズ		

もし失敗すればがっかりするかもしれない。
しかし、もし何もしなければ絶望するであろう-ビヴァリー・シルズ

食生活記録シート　□ 朝食　□ ランチ　□ 夕食		
食後の心身の反応	**良い**	**悪い**
食欲満腹感 / 満足度甘いものへの欲求	食後は. . . □ 満腹、満足できる □ 甘いものへの欲求がない □ もっと食べたいと思わない □ すぐにはお腹が減らない □ 次の食事まで間食は □ いらない	食後は. . . □ 胃は膨れているが、まだ □ 空腹である □ 満足感がない、何か物足りないような感じがする □ 甘いものが食べたいと思う □ すぐにお腹がすいてしまう □ 間食が必要
体の活力、元気の度合	食事から得た活力の標準的な反応： □ 食後、活力が戻ってきた □ 満足でき、継続する“普通の”状態の体調	食事から得た活力が乏しい： □ 過度な活力、または活力が回復しない □ 興奮しすぎたり、落ち着かない、震え、緊張する、いそいそとする □ 興奮しすぎだが、“実は”体は非常に疲れている □ 活力の低下、疲労感、倦怠感、睡魔、だるさ、無気力、けだるい感じがする
精神的、感情的な体調	標準的な状態： □ 体調の回復 □ 補給され、充足した感覚 □ 高揚感 □ 気分が晴れやかになり、 □ はっきりする □ 思考回路が通常の状態に □ 戻る	普通ではない状態： □ 緩慢で怠惰、ぼうっとしている状態 □ 思考がすぐに、明確に働かない □ 興奮し過ぎて思考が働きすぎる □ 集中できない、集中が続かない □ 無関心、落ち込み、悲壮感 □ 不安、執着心、恐怖感、いらだち、短気、怒りっぽい etc.

食生活とエクササイズの記録　第2週 / 13日目

日付：＿＿＿＿＿＿＿＿

食生活とエクササイズの目標：＿＿＿＿＿＿＿＿＿＿＿＿＿＿＿＿

食事	食べた食品	追記事項
朝食		
昼食		
夕食		
おやつ/間食		

	エクササイズ	時間と回数、追記事項
バランスストレッチ		
体幹安定エクササイズ		
体軸エクササイズ		

自分を理解する事が全てを悟る第一歩である　-　アリストテレス

食生活記録シート　□ 朝食　□ ランチ　□ 夕食		
食後の心身の反応	**良い**	**悪い**
食欲満腹感 / 満足度甘いものへの欲求	食後は. . . □ 満腹、満足できる □ 甘いものへの欲求がない □ もっと食べたいと思わない □ すぐにはお腹が減らない □ 次の食事まで間食は □ いらない	食後は. . . □ 胃は膨れているが、まだ □ 空腹である □ 満足感がない、何か物足りないような感じがする □ 甘いものが食べたいと思う □ すぐにお腹がすいてしまう □ 間食が必要
体の活力、元気の度合	食事から得た活力の標準的な反応： □ 食後、活力が戻ってきた □ 満足でき、継続する"普通の"状態の体調	食事から得た活力が乏しい： □ 過度な活力、または活力が回復しない □ 興奮しすぎたり、落ち着かない、震え、緊張する、いそいそとする □ 興奮しすぎだが、"実は"体は非常に疲れている □ 活力の低下、疲労感、倦怠感、睡魔、だるさ、無気力、けだるい感じがする
精神的、感情的な体調	標準的な状態： □ 体調の回復 □ 補給され、充足した感覚 □ 高揚感 □ 気分が晴れやかになり、 □ はっきりする □ 思考回路が通常の状態に □ 戻る	普通ではない状態： □ 緩慢で怠惰、ぼうっとしている状態 □ 思考がすぐに、明確に働かない □ 興奮し過ぎて思考が働きすぎる □ 集中できない、集中が続かない □ 無関心、落ち込み、悲壮感 □ 不安、執着心、恐怖感、いらだち、短気、怒りっぽい etc.

食生活とエクササイズの記録　第2週 / 14日目

日付：＿＿＿＿＿＿＿＿

食生活とエクササイズの目標：＿＿＿＿＿＿＿＿

食事	食べた食品	追記事項
朝食		
昼食		
夕食		
おやつ/間食		

	エクササイズ	時間と回数、追記事項
バランスストレッチ		
体幹安定エクササイズ		
体軸エクササイズ		

なりたかった自分になるのに、 遅すぎるということはない - ジョージ・エリオット

食生活記録シート	□ 朝食　□ ランチ　□ 夕食	
食後の心身の反応	**良い**	**悪い**
食欲満腹感 / 満足度甘いものへの欲求	食後は. . . □ 満腹、満足できる □ 甘いものへの欲求がない □ もっと食べたいと思わない □ すぐにはお腹が減らない □ 次の食事まで間食は □ いらない	食後は. . . □ 胃は膨れているが、まだ □ 空腹である □ 満足感がない、何か物足りないような感じがする □ 甘いものが食べたいと思う □ すぐにお腹がすいてしまう □ 間食が必要
体の活力、元気の度合	食事から得た活力の標準的な反応： □ 食後、活力が戻ってきた □ 満足でき、継続する"普通の"状態の体調	食事から得た活力が乏しい： □ 過度な活力、または活力が回復しない □ 興奮しすぎたり、落ち着かない、震え、緊張する、いそいそとする □ 興奮しすぎだが、"実は"体は非常に疲れている □ 活力の低下、疲労感、倦怠感、睡魔、だるさ、無気力、けだるい感じがする
精神的、感情的な体調	標準的な状態： □ 体調の回復 □ 補給され、充足した感覚 □ 高揚感 □ 気分が晴れやかになり、 □ はっきりする □ 思考回路が通常の状態に □ 戻る	普通ではない状態： □ 緩慢で怠惰、ぼうっとしている状態 □ 思考がすぐに、明確に働かない □ 興奮し過ぎて思考が働きすぎる □ 集中できない、集中が続かない □ 無関心、落ち込み、悲壮感 □ 不安、執着心、恐怖感、いらだち、短気、怒りっぽい etc.

食生活とエクササイズの記録　　第3週 / 15日目

日付：＿＿＿＿＿＿＿＿

食生活とエクササイズの目標：＿＿＿＿＿＿＿＿＿＿＿＿＿＿＿＿

食事	食べた食品	追記事項
朝食		
昼食		
夕食		
おやつ/間食		

	エクササイズ	時間と回数、追記事項
バランスストレッチ		
体幹安定エクササイズ		
体軸エクササイズ		

今いるところで、今持っているもので、
あなたが出来ることをやりなさい　-　セオドア・ルーズベルト

食生活記録シート　□ 朝食　□ ランチ　□ 夕食		
食後の心身の反応	**良い**	**悪い**
食欲満腹感 / 満足度甘いものへの欲求	食後は. . . □ 満腹、満足できる □ 甘いものへの欲求がない □ もっと食べたいと思わない □ すぐにはお腹が減らない □ 次の食事まで間食は □ いらない	食後は. . . □ 胃は膨れているが、まだ □ 空腹である □ 満足感がない、何か物足りないような感じがする □ 甘いものが食べたいと思う □ すぐにお腹がすいてしまう □ 間食が必要
体の活力、元気の度合	食事から得た活力の標準的な反応： □ 食後、活力が戻ってきた □ 満足でき、継続する"普通の"状態の体調	食事から得た活力が乏しい： □ 過度な活力、または活力が回復しない □ 興奮しすぎたり、落ち着かない、震え、緊張する、いそいそとする □ 興奮しすぎだが、"実は"体は非常に疲れている □ 活力の低下、疲労感、倦怠感、睡魔、だるさ、無気力、けだるい感じがする
精神的、感情的な体調	標準的な状態： □ 体調の回復 □ 補給され、充足した感覚 □ 高揚感 □ 気分が晴れやかになり、 □ はっきりする □ 思考回路が通常の状態に □ 戻る	普通ではない状態： □ 緩慢で怠惰、ぼうっとしている状態 □ 思考がすぐに、明確に働かない □ 興奮し過ぎて思考が働きすぎる □ 集中できない、集中が続かない □ 無関心、落ち込み、悲壮感 □ 不安、執着心、恐怖感、いらだち、短気、怒りっぽい etc.

食生活とエクササイズの記録　　第3週 / 16日目

日付：＿＿＿＿＿＿＿＿

食生活とエクササイズの目標：＿＿＿＿＿＿＿＿＿＿＿＿＿＿＿＿

食事	食べた食品	追記事項
朝食		
昼食		
夕食		
おやつ/間食		

	エクササイズ	時間と回数、追記事項
バランスストレッチ		
体幹安定エクササイズ		
体軸エクササイズ		

想像できることは、全て現実なのだ － パブロ・ピカソ

食生活記録シート	□ 朝食　□ ランチ　□ 夕食	
食後の心身の反応	**良い**	**悪い**
食欲満腹感 / 満足度甘いものへの欲求	食後は. . . □ 満腹、満足できる □ 甘いものへの欲求がない □ もっと食べたいと思わない □ すぐにはお腹が減らない □ 次の食事まで間食は □ いらない	食後は. . . □ 胃は膨れているが、まだ □ 空腹である □ 満足感がない、何か物足りないような感じがする □ 甘いものが食べたいと思う □ すぐにお腹がすいてしまう □ 間食が必要
体の活力、元気の度合	食事から得た活力の標準的な反応： □ 食後、活力が戻ってきた □ 満足でき、継続する"普通の"状態の体調	食事から得た活力が乏しい： □ 過度な活力、または活力が回復しない □ 興奮しすぎたり、落ち着かない、震え、緊張する、いそいそとする □ 興奮しすぎだが、"実は"体は非常に疲れている □ 活力の低下、疲労感、倦怠感、睡魔、だるさ、無気力、けだるい感じがする
精神的、感情的な体調	標準的な状態： □ 体調の回復 □ 補給され、充足した感覚 □ 高揚感 □ 気分が晴れやかになり、 □ はっきりする □ 思考回路が通常の状態に □ 戻る	普通ではない状態： □ 緩慢で怠惰、ぼうっとしている状態 □ 思考がすぐに、明確に働かない □ 興奮し過ぎて思考が働きすぎる □ 集中できない、集中が続かない □ 無関心、落ち込み、悲壮感 □ 不安、執着心、恐怖感、いらだち、短気、怒りっぽい etc.

食生活とエクササイズの記録　　第3週 / 17日目

日付：＿＿＿＿＿＿＿＿
食生活とエクササイズの目標：＿＿＿＿＿＿＿＿＿＿＿＿

食事	食べた食品	追記事項
朝食		
昼食		
夕食		
おやつ/間食		

	エクササイズ	時間と回数、追記事項
バランスストレッチ		
体幹安定エクササイズ		
体軸エクササイズ		

人間は、自分が思っている以上に人生をうまく生きていけると思う - マークース・ズーサック

食生活記録シート	□ 朝食　□ ランチ	□ 夕食
食後の心身の反応	**良い**	**悪い**
食欲満腹感 / 満足度甘いものへの欲求	食後は. . . □ 満腹、満足できる □ 甘いものへの欲求がない □ もっと食べたいと思わない □ すぐにはお腹が減らない □ 次の食事まで間食は □ いらない	食後は. . . □ 胃は膨れているが、まだ □ 空腹である □ 満足感がない、何か物足りないような感じがする □ 甘いものが食べたいと思う □ すぐにお腹がすいてしまう □ 間食が必要
体の活力、元気の度合	食事から得た活力の標準的な反応： □ 食後、活力が戻ってきた □ 満足でき、継続する“普通の”状態の体調	食事から得た活力が乏しい： □ 過度な活力、または活力が回復しない □ 興奮しすぎたり、落ち着かない、震え、緊張する、いそいそとする □ 興奮しすぎだが、“実は”体は非常に疲れている □ 活力の低下、疲労感、倦怠感、睡魔、だるさ、無気力、けだるい感じがする
精神的、感情的な体調	標準的な状態： □ 体調の回復 □ 補給され、充足した感覚 □ 高揚感 □ 気分が晴れやかになり、 □ はっきりする □ 思考回路が通常の状態に □ 戻る	普通ではない状態： □ 緩慢で怠惰、ぼうっとしている状態 □ 思考がすぐに、明確に働かない □ 興奮し過ぎて思考が働きすぎる □ 集中できない、集中が続かない □ 無関心、落ち込み、悲壮感 □ 不安、執着心、恐怖感、いらだち、短気、怒りっぽい etc.

食生活とエクササイズの記録　　第3週 / 18日目

日付：＿＿＿＿＿＿＿＿

食生活とエクササイズの目標：＿＿＿＿＿＿＿＿

食事	食べた食品	追記事項
朝食		
昼食		
夕食		
おやつ/間食		

	エクササイズ	時間と回数、追記事項
バランスストレッチ		
体幹安定エクササイズ		
体軸エクササイズ		

皆さんの過去に何があったとしても、
それはこの今の瞬間を支配する力を持ちません　-　エックハルト・トール

食生活記録シート　□ 朝食　□ ランチ　□ 夕食		
食後の心身の反応	**良い**	**悪い**
食欲満腹感 / 満足度甘いものへの欲求	食後は. . . □ 満腹、満足できる □ 甘いものへの欲求がない □ もっと食べたいと思わない □ すぐにはお腹が減らない □ 次の食事まで間食は □ いらない	食後は. . . □ 胃は膨れているが、まだ □ 空腹である □ 満足感がない、何か物足りないような感じがする □ 甘いものが食べたいと思う □ すぐにお腹がすいてしまう □ 間食が必要
体の活力、元気の度合	食事から得た活力の標準的な反応： □ 食後、活力が戻ってきた □ 満足でき、継続する"普通の"状態の体調	食事から得た活力が乏しい： □ 過度な活力、または活力が回復しない □ 興奮しすぎたり、落ち着かない、震え、緊張する、いそいそとする □ 興奮しすぎだが、"実は"体は非常に疲れている □ 活力の低下、疲労感、倦怠感、睡魔、だるさ、無気力、けだるい感じがする
精神的、感情的な体調	標準的な状態： □ 体調の回復 □ 補給され、充足した感覚 □ 高揚感 □ 気分が晴れやかになり、 □ はっきりする □ 思考回路が通常の状態に □ 戻る	普通ではない状態： □ 緩慢で怠惰、ぼうっとしている状態 □ 思考がすぐに、明確に働かない □ 興奮し過ぎて思考が働きすぎる □ 集中できない、集中が続かない □ 無関心、落ち込み、悲壮感 □ 不安、執着心、恐怖感、いらだち、短気、怒りっぽい etc.

食生活とエクササイズの記録　　第3週 / 19日目

日付：

食生活とエクササイズの目標：

食事	食べた食品	追記事項
朝食		
昼食		
夕食		
おやつ/間食		

	エクササイズ	時間と回数、追記事項
バランスストレッチ		
体幹安定エクササイズ		
体軸エクササイズ		

私は人生の目標をただひとつに決めた：自分の掲げた高い目標に沿って世界を造り、
どれほど長い、どれほど辛い困難に立ち向かっても、その基準を絶対に下げない事 -アイン・ランド

食生活記録シート □ 朝食 □ ランチ □ 夕食		
食後の心身の反応	**良い**	**悪い**
食欲満腹感 / 満足度甘いものへの欲求	食後は. . . □ 満腹、満足できる □ 甘いものへの欲求がない □ もっと食べたいと思わない □ すぐにはお腹が減らない □ 次の食事まで間食は □ いらない	食後は. . . □ 胃は膨れているが、まだ □ 空腹である □ 満足感がない、何か物足りないような感じがする □ 甘いものが食べたいと思う □ すぐにお腹がすいてしまう □ 間食が必要
体の活力、元気の度合	食事から得た活力の標準的な反応： □ 食後、活力が戻ってきた □ 満足でき、継続する"普通の"状態の体調	食事から得た活力が乏しい： □ 過度な活力、または活力が回復しない □ 興奮しすぎたり、落ち着かない、震え、緊張する、いそいそとする □ 興奮しすぎだが、"実は"体は非常に疲れている □ 活力の低下、疲労感、倦怠感、睡魔、だるさ、無気力、けだるい感じがする
精神的、感情的な体調	標準的な状態： □ 体調の回復 □ 補給され、充足した感覚 □ 高揚感 □ 気分が晴れやかになり、 □ はっきりする □ 思考回路が通常の状態に □ 戻る	普通ではない状態： □ 緩慢で怠惰、ぼうっとしている状態 □ 思考がすぐに、明確に働かない □ 興奮し過ぎて思考が働きすぎる □ 集中できない、集中が続かない □ 無関心、落ち込み、悲壮感 □ 不安、執着心、恐怖感、いらだち、短気、怒りっぽい etc.

食生活とエクササイズの記録　第3週 / 20日目

日付：＿＿＿＿＿＿＿＿
食生活とエクササイズの目標：＿＿＿＿＿＿＿＿

食事	食べた食品	追記事項
朝食		
昼食		
夕食		
おやつ/間食		

	エクササイズ	時間と回数、追記事項
バランスストレッチ		
体幹安定エクササイズ		
体軸エクササイズ		

君自身を信じよう。君は自身が思うよりも多くを知っている. - ベンジャミン・スポック

食生活記録シート	□ 朝食　□ ランチ　□ 夕食	
食後の心身の反応	**良い**	**悪い**
食欲満腹感 / 満足度甘いものへの欲求	食後は. . . □ 満腹、満足できる □ 甘いものへの欲求がない □ もっと食べたいと思わない □ すぐにはお腹が減らない □ 次の食事まで間食は □ いらない	食後は. . . □ 胃は膨れているが、まだ □ 空腹である □ 満足感がない、何か物足りないような感じがする □ 甘いものが食べたいと思う □ すぐにお腹がすいてしまう □ 間食が必要
体の活力、元気の度合	食事から得た活力の標準的な反応： □ 食後、活力が戻ってきた □ 満足でき、継続する"普通の"状態の体調	食事から得た活力が乏しい： □ 過度な活力、または活力が回復しない □ 興奮しすぎたり、落ち着かない、震え、緊張する、いそいそとする □ 興奮しすぎだが、"実は"体は非常に疲れている □ 活力の低下、疲労感、倦怠感、睡魔、だるさ、無気力、けだるい感じがする
精神的、感情的な体調	標準的な状態： □ 体調の回復 □ 補給され、充足した感覚 □ 高揚感 □ 気分が晴れやかになり、 □ はっきりする □ 思考回路が通常の状態に □ 戻る	普通ではない状態： □ 緩慢で怠惰、ぼうっとしている状態 □ 思考がすぐに、明確に働かない □ 興奮し過ぎて思考が働きすぎる □ 集中できない、集中が続かない □ 無関心、落ち込み、悲壮感 □ 不安、執着心、恐怖感、いらだち、短気、怒りっぽい etc.

食生活とエクササイズの記録　第3週 / 21日目

日付：＿＿＿＿＿＿＿＿

食生活とエクササイズの目標：＿＿＿＿＿＿＿＿＿＿＿＿＿＿＿＿＿＿＿＿

食事	食べた食品	追記事項
朝食		
昼食		
夕食		
おやつ/間食		

	エクササイズ	時間と回数、追記事項
バランスストレッチ		
体幹安定エクササイズ		
体軸エクササイズ		

終わってしまったと言って嘆くのではなく、それを経験できたことを喜ぼう
- ドクター・スース

食生活記録シート	□ 朝食　□ ランチ	□ 夕食
食後の心身の反応	**良い**	**悪い**
食欲満腹感 / 満足度甘いものへの欲求	食後は. . . □ 満腹、満足できる □ 甘いものへの欲求がない □ もっと食べたいと思わない □ すぐにはお腹が減らない □ 次の食事まで間食は □ いらない	食後は. . . □ 胃は膨れているが、まだ □ 空腹である □ 満足感がない、何か物足りないような感じがする □ 甘いものが食べたいと思う □ すぐにお腹がすいてしまう □ 間食が必要
体の活力、元気の度合	食事から得た活力の標準的な反応： □ 食後、活力が戻ってきた □ 満足でき、継続する“普通の”状態の体調	食事から得た活力が乏しい： □ 過度な活力、または活力が回復しない □ 興奮しすぎたり、落ち着かない、震え、緊張する、いそいそとする □ 興奮しすぎだが、“実は”体は非常に疲れている □ 活力の低下、疲労感、倦怠感、睡魔、だるさ、無気力、けだるい感じがする
精神的、感情的な体調	標準的な状態： □ 体調の回復 □ 補給され、充足した感覚 □ 高揚感 □ 気分が晴れやかになり、 □ はっきりする □ 思考回路が通常の状態に □ 戻る	普通ではない状態： □ 緩慢で怠惰、ぼうっとしている状態 □ 思考がすぐに、明確に働かない □ 興奮し過ぎて思考が働きすぎる □ 集中できない、集中が続かない □ 無関心、落ち込み、悲壮感 □ 不安、執着心、恐怖感、いらだち、短気、怒りっぽい etc.

第4週: 症状の変化を確認

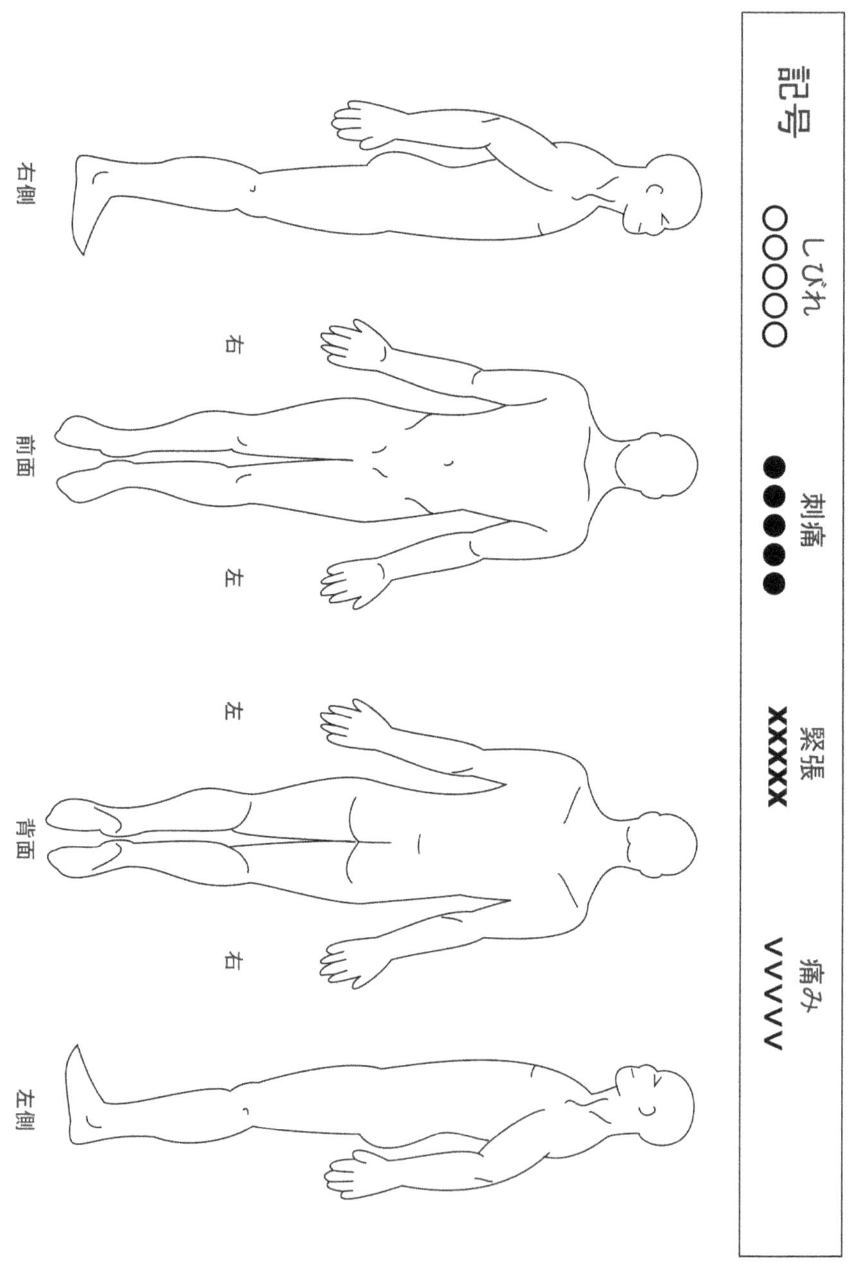

第４週: 症状の変化を確認

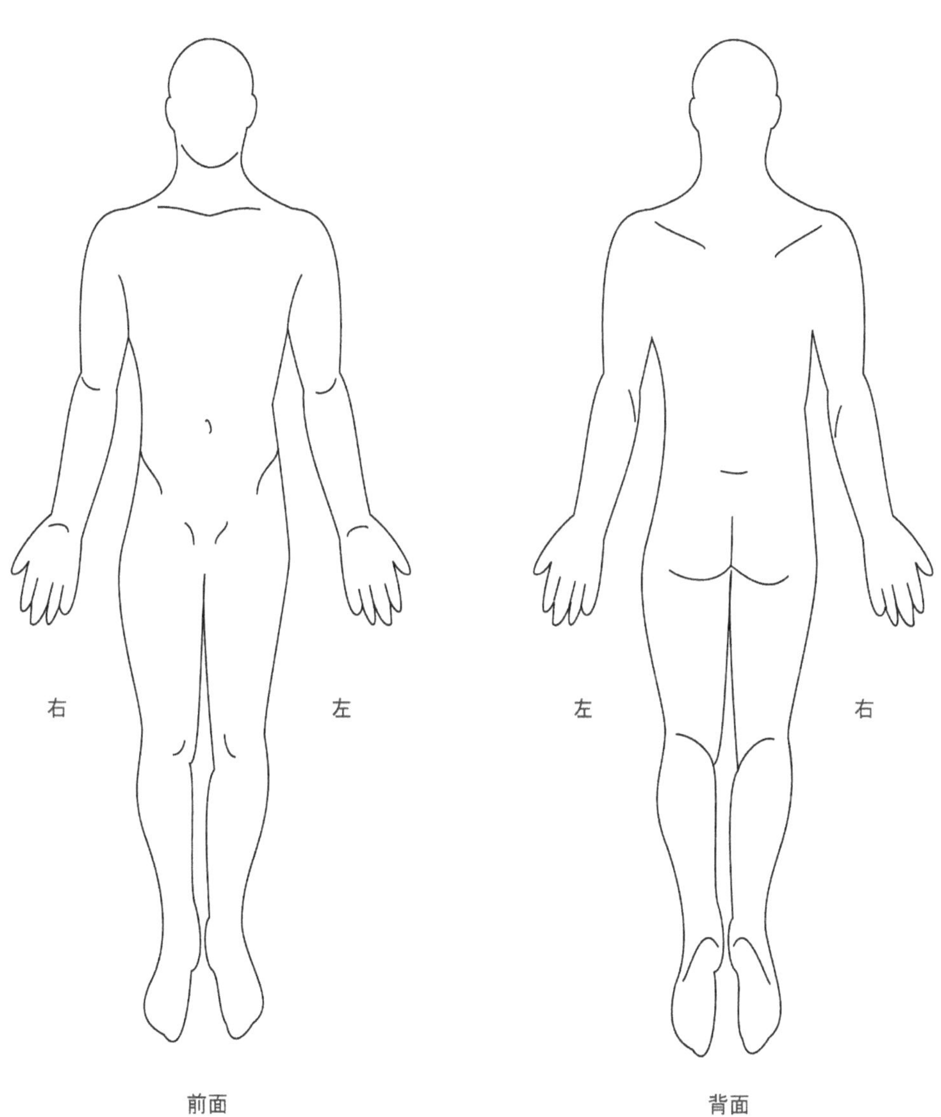

食生活とエクササイズの記録　　第4週 / 22日目

日付：＿＿＿＿＿＿＿＿

食生活とエクササイズの目標：＿＿＿＿＿＿＿＿＿＿＿＿＿＿＿＿

食事	食べた食品	追記事項
朝食		
昼食		
夕食		
おやつ/間食		

	エクササイズ	時間と回数、追記事項
バランスストレッチ		
体幹安定エクササイズ		
体軸エクササイズ		

もし誰かが "不可能だ" と言ったら、それはその人とは一緒にできないという意味だであって、
貴方にとって不可能だという意味ではない　- カレン・ E. キノンズ・ミラー

食生活記録シート □ 朝食 □ ランチ □ 夕食		
食後の心身の反応	**良い**	**悪い**
食欲満腹感 / 満足度甘いものへの欲求	食後は. . . □ 満腹、満足できる □ 甘いものへの欲求がない □ もっと食べたいと思わない □ すぐにはお腹が減らない □ 次の食事まで間食は □ いらない	食後は. . . □ 胃は膨れているが、まだ □ 空腹である □ 満足感がない、何か物足りないような感じがする □ 甘いものが食べたいと思う □ すぐにお腹がすいてしまう □ 間食が必要
体の活力、元気の度合	食事から得た活力の標準的な反応： □ 食後、活力が戻ってきた □ 満足でき、継続する“普通の”状態の体調	食事から得た活力が乏しい： □ 過度な活力、または活力が回復しない □ 興奮しすぎたり、落ち着かない、震え、緊張する、いそいそとする □ 興奮しすぎだが、“実は”体は非常に疲れている □ 活力の低下、疲労感、倦怠感、睡魔、だるさ、無気力、けだるい感じがする
精神的、感情的な体調	標準的な状態： □ 体調の回復 □ 補給され、充足した感覚 □ 高揚感 □ 気分が晴れやかになり、 □ はっきりする □ 思考回路が通常の状態に □ 戻る	普通ではない状態： □ 緩慢で怠惰、ぼうっとしている状態 □ 思考がすぐに、明確に働かない □ 興奮し過ぎて思考が働きすぎる □ 集中できない、集中が続かない □ 無関心、落ち込み、悲壮感 □ 不安、執着心、恐怖感、いらだち、短気、怒りっぽい etc.

食生活とエクササイズの記録　第4週 / 23日目

日付：＿＿＿＿＿＿＿＿

食生活とエクササイズの目標：＿＿＿＿＿＿＿＿＿＿＿＿＿＿＿＿＿＿＿＿

食事	食べた食品	追記事項
朝食		
昼食		
夕食		
おやつ/間食		

	エクササイズ	時間と回数、追記事項
バランスストレッチ		
体幹安定エクササイズ		
体軸エクササイズ		

自分が怖いと思っているところに、焦点を当ててはいけない。
自分が行きたいところに焦点を当てるんだ - アンソニー・ロビンス

食生活記録シート　□ 朝食　□ ランチ　□ 夕食		
食後の心身の反応	**良い**	**悪い**
食欲満腹感 / 満足度甘いものへの欲求	食後は. . . □ 満腹、満足できる □ 甘いものへの欲求がない □ もっと食べたいと思わない □ すぐにはお腹が減らない □ 次の食事まで間食は □ いらない	食後は. . . □ 胃は膨れているが、まだ空腹である □ 満足感がない、何か物足りないような感じがする □ 甘いものが食べたいと思う □ すぐにお腹がすいてしまう □ 間食が必要
体の活力、元気の度合	食事から得た活力の標準的な反応： □ 食後、活力が戻ってきた □ 満足でき、継続する“普通の”状態の体調	食事から得た活力が乏しい： □ 過度な活力、または活力が回復しない □ 興奮しすぎたり、落ち着かない、震え、緊張する、いそいそとする □ 興奮しすぎだが、“実は”体は非常に疲れている □ 活力の低下、疲労感、倦怠感、睡魔、だるさ、無気力、けだるい感じがする
精神的、感情的な体調	標準的な状態： □ 体調の回復 □ 補給され、充足した感覚 □ 高揚感 □ 気分が晴れやかになり、 □ はっきりする □ 思考回路が通常の状態に □ 戻る	普通ではない状態： □ 緩慢で怠惰、ぼうっとしている状態 □ 思考がすぐに、明確に働かない □ 興奮し過ぎて思考が働きすぎる □ 集中できない、集中が続かない □ 無関心、落ち込み、悲壮感 □ 不安、執着心、恐怖感、いらだち、短気、怒りっぽい etc.

食生活とエクササイズの記録　　第4週 / 24日目

日付：

食生活とエクササイズの目標：

食事	食べた食品	追記事項
朝食		
昼食		
夕食		
おやつ/間食		

	エクササイズ	時間と回数、追記事項
バランスストレッチ		
体幹安定エクササイズ		
体軸エクササイズ		

人が生きるというのは、 行為であり、思想ではない　- ハリー・エマーソン・フォスディック

食生活記録シート　　□ 朝食　□ ランチ　□ 夕食		
食後の心身の反応	**良い**	**悪い**
食欲満腹感 / 満足度甘いものへの欲求	食後は. . . □ 満腹、満足できる □ 甘いものへの欲求がない □ もっと食べたいと思わない □ すぐにはお腹が減らない □ 次の食事まで間食は □ いらない	食後は. . . □ 胃は膨れているが、まだ □ 空腹である □ 満足感がない、何か物足りないような感じがする □ 甘いものが食べたいと思う □ すぐにお腹がすいてしまう □ 間食が必要
体の活力、元気の度合	食事から得た活力の標準的な反応： □ 食後、活力が戻ってきた □ 満足でき、継続する"普通の"状態の体調	食事から得た活力が乏しい： □ 過度な活力、または活力が回復しない □ 興奮しすぎたり、落ち着かない、震え、緊張する、いそいそとする □ 興奮しすぎだが、"実は"体は非常に疲れている □ 活力の低下、疲労感、倦怠感、睡魔、だるさ、無気力、けだるい感じがする
精神的、感情的な体調	標準的な状態： □ 体調の回復 □ 補給され、充足した感覚 □ 高揚感 □ 気分が晴れやかになり、 □ はっきりする □ 思考回路が通常の状態に □ 戻る	普通ではない状態： □ 緩慢で怠惰、ぼうっとしている状態 □ 思考がすぐに、明確に働かない □ 興奮し過ぎて思考が働きすぎる □ 集中できない、集中が続かない □ 無関心、落ち込み、悲壮感 □ 不安、執着心、恐怖感、いらだち、短気、怒りっぽい etc.

食生活とエクササイズの記録　　第4週 / 25日目

日付：＿＿＿＿＿＿＿＿

食生活とエクササイズの目標：＿＿＿＿＿＿＿＿＿＿＿＿＿＿＿＿＿＿＿＿

食事	食べた食品	追記事項
朝食		
昼食		
夕食		
おやつ/間食		

	エクササイズ	時間と回数、追記事項
バランスストレッチ		
体幹安定エクササイズ		
体軸エクササイズ		

貴方にはいつも、考え方を変えたり、違う未来を選んだり、
違う過去を選んだりする自由がある. - リチャード・バック

食生活記録シート	□ 朝食　□ ランチ	□ 夕食
食後の心身の反応	**良い**	**悪い**
食欲満腹感 / 満足度甘いものへの欲求	食後は. . . □ 満腹、満足できる □ 甘いものへの欲求がない □ もっと食べたいと思わない □ すぐにはお腹が減らない □ 次の食事まで間食は □ いらない	食後は. . . □ 胃は膨れているが、まだ □ 空腹である □ 満足感がない、何か物足りないような感じがする □ 甘いものが食べたいと思う □ すぐにお腹がすいてしまう □ 間食が必要
体の活力、元気の度合	食事から得た活力の標準的な反応： □ 食後、活力が戻ってきた □ 満足でき、継続する"普通の"状態の体調	食事から得た活力が乏しい： □ 過度な活力、または活力が回復しない □ 興奮しすぎたり、落ち着かない、震え、緊張する、いそいそとする □ 興奮しすぎだが、"実は"体は非常に疲れている □ 活力の低下、疲労感、倦怠感、睡魔、だるさ、無気力、けだるい感じがする
精神的、感情的な体調	標準的な状態： □ 体調の回復 □ 補給され、充足した感覚 □ 高揚感 □ 気分が晴れやかになり、 □ はっきりする □ 思考回路が通常の状態に □ 戻る	普通ではない状態： □ 緩慢で怠惰、ぼうっとしている状態 □ 思考がすぐに、明確に働かない □ 興奮し過ぎて思考が働きすぎる □ 集中できない、集中が続かない □ 無関心、落ち込み、悲壮感 □ 不安、執着心、恐怖感、いらだち、短気、怒りっぽい etc.

食生活とエクササイズの記録　　第4週 / 26日目

日付：＿＿＿＿＿＿＿＿

食生活とエクササイズの目標：＿＿＿＿＿＿＿＿

食事	食べた食品	追記事項
朝食		
昼食		
夕食		
おやつ/間食		

	エクササイズ	時間と回数、追記事項
バランスストレッチ		
体幹安定エクササイズ		
体軸エクササイズ		

スポーツは人の個性を育てはしないそれを明るみにだすのだ - ヘイウッド・ブラウン

食生活記録シート　□ 朝食　□ ランチ　□ 夕食		
食後の心身の反応	**良い**	**悪い**
食欲満腹感 / 満足度甘いものへの欲求	食後は. . . □ 満腹、満足できる □ 甘いものへの欲求がない □ もっと食べたいと思わない □ すぐにはお腹が減らない □ 次の食事まで間食は □ いらない	食後は. . . □ 胃は膨れているが、まだ □ 空腹である □ 満足感がない、何か物足りないような感じがする □ 甘いものが食べたいと思う □ すぐにお腹がすいてしまう □ 間食が必要
体の活力、元気の度合	食事から得た活力の標準的な反応： □ 食後、活力が戻ってきた □ 満足でき、継続する“普通の”状態の体調	食事から得た活力が乏しい： □ 過度な活力、または活力が回復しない □ 興奮しすぎたり、落ち着かない、震え、緊張する、いそいそとする □ 興奮しすぎだが、“実は”体は非常に疲れている □ 活力の低下、疲労感、倦怠感、睡魔、だるさ、無気力、けだるい感じがする
精神的、感情的な体調	標準的な状態： □ 体調の回復 □ 補給され、充足した感覚 □ 高揚感 □ 気分が晴れやかになり、 □ はっきりする □ 思考回路が通常の状態に □ 戻る	普通ではない状態： □ 緩慢で怠惰、ぼうっとしている状態 □ 思考がすぐに、明確に働かない □ 興奮し過ぎて思考が働きすぎる □ 集中できない、集中が続かない □ 無関心、落ち込み、悲壮感 □ 不安、執着心、恐怖感、いらだち、短気、怒りっぽい etc.

食生活とエクササイズの記録　　第4週 / 27日目

日付：＿＿＿＿＿＿＿＿

食生活とエクササイズの目標：＿＿＿＿＿＿＿＿＿＿＿＿＿＿＿＿＿＿

食事	食べた食品	追記事項
朝食		
昼食		
夕食		
おやつ/間食		

	エクササイズ	時間と回数、追記事項
バランスストレッチ		
体幹安定エクササイズ		
体軸エクササイズ		

何か気に入らなければそれを変えなさい。 もし変えられないならあなたの態度を変えなさい。
文句は言わないことです - マヤ・アンジェロウ

食生活記録シート	□ 朝食　□ ランチ	□ 夕食
食後の心身の反応	**良い**	**悪い**
食欲満腹感 / 満足度甘いものへの欲求	食後は. . . □ 満腹、満足できる □ 甘いものへの欲求がない □ もっと食べたいと思わない □ すぐにはお腹が減らない □ 次の食事まで間食は □ いらない	食後は. . . □ 胃は膨れているが、まだ □ 空腹である □ 満足感がない、何か物足りないような感じがする □ 甘いものが食べたいと思う □ すぐにお腹がすいてしまう □ 間食が必要
体の活力、元気の度合	食事から得た活力の標準的な反応： □ 食後、活力が戻ってきた □ 満足でき、継続する“普通の”状態の体調	食事から得た活力が乏しい： □ 過度な活力、または活力が回復しない □ 興奮しすぎたり、落ち着かない、震え、緊張する、いそいそとする □ 興奮しすぎだが、“実は”体は非常に疲れている □ 活力の低下、疲労感、倦怠感、睡魔、だるさ、無気力、けだるい感じがする
精神的、感情的な体調	標準的な状態： □ 体調の回復 □ 補給され、充足した感覚 □ 高揚感 □ 気分が晴れやかになり、 □ はっきりする □ 思考回路が通常の状態に □ 戻る	普通ではない状態： □ 緩慢で怠惰、ぼうっとしている状態 □ 思考がすぐに、明確に働かない □ 興奮し過ぎて思考が働きすぎる □ 集中できない、集中が続かない □ 無関心、落ち込み、悲壮感 □ 不安、執着心、恐怖感、いらだち、短気、怒りっぽい etc.

食生活とエクササイズの記録　第4週 / 28日目

日付：＿＿＿＿＿＿＿＿＿＿

食生活とエクササイズの目標：＿＿＿＿＿＿＿＿＿＿＿＿＿＿＿＿＿＿＿＿

食事	食べた食品	追記事項
朝食		
昼食		
夕食		
おやつ/間食		

	エクササイズ	時間と回数、追記事項
バランスストレッチ		
体幹安定エクササイズ		
体軸エクササイズ		

誰もが世界を変えたいと思うが、誰も自分自身を変えようとは思わない – レフ・トルストイ

食生活記録シート	ロ 朝食　ロ ランチ　ロ 夕食	
食後の心身の反応	**良い**	**悪い**
食欲満腹感 / 満足度甘いものへの欲求	食後は. . . □ 満腹、満足できる □ 甘いものへの欲求がない □ もっと食べたいと思わない □ すぐにはお腹が減らない □ 次の食事まで間食は □ いらない	食後は. . . □ 胃は膨れているが、まだ空腹である □ 満足感がない、何か物足りないような感じがする □ 甘いものが食べたいと思う □ すぐにお腹がすいてしまう □ 間食が必要
体の活力、元気の度合	食事から得た活力の標準的な反応： □ 食後、活力が戻ってきた □ 満足でき、継続する"普通の"状態の体調	食事から得た活力が乏しい： □ 過度な活力、または活力が回復しない □ 興奮しすぎたり、落ち着かない、震え、緊張する、いそいそとする □ 興奮しすぎだが、"実は"体は非常に疲れている □ 活力の低下、疲労感、倦怠感、睡魔、だるさ、無気力、けだるい感じがする
精神的、感情的な体調	標準的な状態： □ 体調の回復 □ 補給され、充足した感覚 □ 高揚感 □ 気分が晴れやかになり、 □ はっきりする □ 思考回路が通常の状態に □ 戻る	普通ではない状態： □ 緩慢で怠惰、ぼうっとしている状態 □ 思考がすぐに、明確に働かない □ 興奮し過ぎて思考が働きすぎる □ 集中できない、集中が続かない □ 無関心、落ち込み、悲壮感 □ 不安、執着心、恐怖感、いらだち、短気、怒りっぽい etc.

食生活とエクササイズの記録

第5週 / 29日目

日付：＿＿＿＿＿＿＿＿

食生活とエクササイズの目標：＿＿＿＿＿＿＿＿＿＿＿＿＿＿＿＿＿＿＿＿

食事	食べた食品	追記事項
朝食		
昼食		
夕食		
おやつ/間食		

	エクササイズ	時間と回数、追記事項
バランスストレッチ		
体幹安定エクササイズ		
体軸エクササイズ		

変わらなければ、育たない。育たなければ、本当に生きていることにならない
- ゲイル シーヒィ

食生活記録シート	□ 朝食　□ ランチ	□ 夕食
食後の心身の反応	**良い**	**悪い**
食欲満腹感 / 満足度甘いものへの欲求	食後は. . . □ 満腹、満足できる □ 甘いものへの欲求がない □ もっと食べたいと思わない □ すぐにはお腹が減らない □ 次の食事まで間食は □ いらない	食後は. . . □ 胃は膨れているが、まだ空腹である □ 満足感がない、何か物足りないような感じがする □ 甘いものが食べたいと思う □ すぐにお腹がすいてしまう □ 間食が必要
体の活力、元気の度合	食事から得た活力の標準的な反応： □ 食後、活力が戻ってきた □ 満足でき、継続する"普通の"状態の体調	食事から得た活力が乏しい： □ 過度な活力、または活力が回復しない □ 興奮しすぎたり、落ち着かない、震え、緊張する、いそいそとする □ 興奮しすぎだが、"実は"体は非常に疲れている □ 活力の低下、疲労感、倦怠感、睡魔、だるさ、無気力、けだるい感じがする
精神的、感情的な体調	標準的な状態： □ 体調の回復 □ 補給され、充足した感覚 □ 高揚感 □ 気分が晴れやかになり、 □ はっきりする □ 思考回路が通常の状態に □ 戻る	普通ではない状態： □ 緩慢で怠惰、ぼうっとしている状態 □ 思考がすぐに、明確に働かない □ 興奮し過ぎて思考が働きすぎる □ 集中できない、集中が続かない □ 無関心、落ち込み、悲壮感 □ 不安、執着心、恐怖感、いらだち、短気、怒りっぽい etc.

食生活とエクササイズの記録　第5週 / 30日目

日付：＿＿＿＿＿＿＿＿

食生活とエクササイズの目標：＿＿＿＿＿＿＿＿＿＿＿＿＿＿＿＿

食事	食べた食品	追記事項
朝食		
昼食		
夕食		
おやつ/間食		

	エクササイズ	時間と回数、追記事項
バランスストレッチ		
体幹安定エクササイズ		
体軸エクササイズ		

物事が勝手に変わるわけではない。変わるのは、私たち人間だ
- ヘンリー・デイヴィッド・ソロー

食生活記録シート	□ 朝食　□ ランチ	□ 夕食
食後の心身の反応	**良い**	**悪い**
食欲満腹感 / 満足度甘いものへの欲求	食後は. . . □ 満腹、満足できる □ 甘いものへの欲求がない □ もっと食べたいと思わない □ すぐにはお腹が減らない □ 次の食事まで間食は □ いらない	食後は. . . □ 胃は膨れているが、まだ □ 空腹である □ 満足感がない、何か物足りないような感じがする □ 甘いものが食べたいと思う □ すぐにお腹がすいてしまう □ 間食が必要
体の活力、元気の度合	食事から得た活力の標準的な反応： □ 食後、活力が戻ってきた □ 満足でき、継続する"普通の"状態の体調	食事から得た活力が乏しい： □ 過度な活力、または活力が回復しない □ 興奮しすぎたり、落ち着かない、震え、緊張する、いそいそとする □ 興奮しすぎだが、"実は"体は非常に疲れている □ 活力の低下、疲労感、倦怠感、睡魔、だるさ、無気力、けだるい感じがする
精神的、感情的な体調	標準的な状態： □ 体調の回復 □ 補給され、充足した感覚 □ 高揚感 □ 気分が晴れやかになり、 □ はっきりする □ 思考回路が通常の状態に □ 戻る	普通ではない状態： □ 緩慢で怠惰、ぼうっとしている状態 □ 思考がすぐに、明確に働かない □ 興奮し過ぎて思考が働きすぎる □ 集中できない、集中が続かない □ 無関心、落ち込み、悲壮感 □ 不安、執着心、恐怖感、いらだち、短気、怒りっぽい etc.

食生活とエクササイズの記録　　第5週 / 31日目

日付：＿＿＿＿＿＿＿＿

食生活とエクササイズの目標：＿＿＿＿＿＿＿＿＿＿＿＿＿＿＿＿

食事	食べた食品	追記事項
朝食		
昼食		
夕食		
おやつ/間食		

	エクササイズ	時間と回数、追記事項
バランスストレッチ		
体幹安定エクササイズ		
体軸エクササイズ		

何かを完了させるには、まず始める必要がある　–　作者不明

食生活記録シート　□ 朝食　□ ランチ　□ 夕食		
食後の心身の反応	**良い**	**悪い**
食欲満腹感 / 満足度甘いものへの欲求	食後は. . . □ 満腹、満足できる □ 甘いものへの欲求がない □ もっと食べたいと思わない □ すぐにはお腹が減らない □ 次の食事まで間食は □ いらない	食後は. . . □ 胃は膨れているが、まだ □ 空腹である □ 満足感がない、何か物足りないような感じがする □ 甘いものが食べたいと思う □ すぐにお腹がすいてしまう □ 間食が必要
体の活力、元気の度合	食事から得た活力の標準的な反応： □ 食後、活力が戻ってきた □ 満足でき、継続する"普通の"状態の体調	食事から得た活力が乏しい： □ 過度な活力、または活力が回復しない □ 興奮しすぎたり、落ち着かない、震え、緊張する、いそいそとする □ 興奮しすぎだが、"実は"体は非常に疲れている □ 活力の低下、疲労感、倦怠感、睡魔、だるさ、無気力、けだるい感じがする
精神的、感情的な体調	標準的な状態： □ 体調の回復 □ 補給され、充足した感覚 □ 高揚感 □ 気分が晴れやかになり、 □ はっきりする □ 思考回路が通常の状態に □ 戻る	普通ではない状態： □ 緩慢で怠惰、ぼうっとしている状態 □ 思考がすぐに、明確に働かない □ 興奮し過ぎて思考が働きすぎる □ 集中できない、集中が続かない □ 無関心、落ち込み、悲壮感 □ 不安、執着心、恐怖感、いらだち、短気、怒りっぽい etc.

食生活とエクササイズの記録　第5週 / 32日目

日付：＿＿＿＿＿＿＿＿
食生活とエクササイズの目標：＿＿＿＿＿＿＿＿＿＿＿＿＿＿＿＿

食事	食べた食品	追記事項
朝食		
昼食		
夕食		
おやつ/間食		

	エクササイズ	時間と回数、追記事項
バランスストレッチ		
体幹安定エクササイズ		
体軸エクササイズ		

成功を収めるには、成功への熱望が
失敗への恐れよりも大きくなければならない　-　ビル・コスビー

食生活記録シート	□ 朝食　□ ランチ　□ 夕食	
食後の心身の反応	**良い**	**悪い**
食欲満腹感 / 満足度甘いものへの欲求	食後は. . . □ 満腹、満足できる □ 甘いものへの欲求がない □ もっと食べたいと思わない □ すぐにはお腹が減らない □ 次の食事まで間食は □ いらない	食後は. . . □ 胃は膨れているが、まだ □ 空腹である □ 満足感がない、何か物足りないような感じがする □ 甘いものが食べたいと思う □ すぐにお腹がすいてしまう □ 間食が必要
体の活力、元気の度合	食事から得た活力の標準的な反応： □ 食後、活力が戻ってきた □ 満足でき、継続する"普通の"状態の体調	食事から得た活力が乏しい： □ 過度な活力、または活力が回復しない □ 興奮しすぎたり、落ち着かない、震え、緊張する、いそいそとする □ 興奮しすぎだが、"実は"体は非常に疲れている □ 活力の低下、疲労感、倦怠感、睡魔、だるさ、無気力、けだるい感じがする
精神的、感情的な体調	標準的な状態： □ 体調の回復 □ 補給され、充足した感覚 □ 高揚感 □ 気分が晴れやかになり、 □ はっきりする □ 思考回路が通常の状態に □ 戻る	普通ではない状態： □ 緩慢で怠惰、ぼうっとしている状態 □ 思考がすぐに、明確に働かない □ 興奮し過ぎて思考が働きすぎる □ 集中できない、集中が続かない □ 無関心、落ち込み、悲壮感 □ 不安、執着心、恐怖感、いらだち、短気、怒りっぽい etc.

食生活とエクササイズの記録　　第5週 / 33日目

日付：＿＿＿＿＿＿＿＿

食生活とエクササイズの目標：＿＿＿＿＿＿＿＿＿＿＿＿＿＿＿＿

食事	食べた食品	追記事項
朝食		
昼食		
夕食		
おやつ/間食		

	エクササイズ	時間と回数、追記事項
バランスストレッチ		
体幹安定エクササイズ		
体軸エクササイズ		

勝とうとする意志、成功しようとする願い、最大の可能性を得ようとする衝動。。。
これらが卓越したものへのドアを開けるための鍵である – 孔子

食生活記録シート	□ 朝食　□ ランチ　□ 夕食	
食後の心身の反応	**良い**	**悪い**
食欲満腹感 / 満足度甘いものへの欲求	食後は. . . □ 満腹、満足できる □ 甘いものへの欲求がない □ もっと食べたいと思わない □ すぐにはお腹が減らない □ 次の食事まで間食は □ いらない	食後は. . . □ 胃は膨れているが、まだ □ 空腹である □ 満足感がない、何か物足りないような感じがする □ 甘いものが食べたいと思う □ すぐにお腹がすいてしまう □ 間食が必要
体の活力、元気の度合	食事から得た活力の標準的な反応： □ 食後、活力が戻ってきた □ 満足でき、継続する"普通の"状態の体調	食事から得た活力が乏しい： □ 過度な活力、または活力が回復しない □ 興奮しすぎたり、落ち着かない、震え、緊張する、いそいそとする □ 興奮しすぎだが、"実は"体は非常に疲れている □ 活力の低下、疲労感、倦怠感、睡魔、だるさ、無気力、けだるい感じがする
精神的、感情的な体調	標準的な状態： □ 体調の回復 □ 補給され、充足した感覚 □ 高揚感 □ 気分が晴れやかになり、 □ はっきりする □ 思考回路が通常の状態に □ 戻る	普通ではない状態： □ 緩慢で怠惰、ぼうっとしている状態 □ 思考がすぐに、明確に働かない □ 興奮し過ぎて思考が働きすぎる □ 集中できない、集中が続かない □ 無関心、落ち込み、悲壮感 □ 不安、執着心、恐怖感、いらだち、短気、怒りっぽい etc.

食生活とエクササイズの記録　　第5週 / 34日目

日付：＿＿＿＿＿＿＿＿

食生活とエクササイズの目標：＿＿＿＿＿＿＿＿＿＿＿＿＿＿＿＿

食事	食べた食品	追記事項
朝食		
昼食		
夕食		
おやつ/間食		

	エクササイズ	時間と回数、追記事項
バランスストレッチ		
体幹安定エクササイズ		
体軸エクササイズ		

一番不安な時は、何かを始める直前である - スティーヴン・キング

食生活記録シート　□ 朝食　□ ランチ　□ 夕食		
食後の心身の反応	**良い**	**悪い**
食欲満腹感 / 満足度甘いものへの欲求	食後は. . . □ 満腹、満足できる □ 甘いものへの欲求がない □ もっと食べたいと思わない □ すぐにはお腹が減らない □ 次の食事まで間食は □ いらない	食後は. . . □ 胃は膨れているが、まだ □ 空腹である □ 満足感がない、何か物足りないような感じがする □ 甘いものが食べたいと思う □ すぐにお腹がすいてしまう □ 間食が必要
体の活力、元気の度合	食事から得た活力の標準的な反応： □ 食後、活力が戻ってきた □ 満足でき、継続する"普通の"状態の体調	食事から得た活力が乏しい： □ 過度な活力、または活力が回復しない □ 興奮しすぎたり、落ち着かない、震え、緊張する、いそいそとする □ 興奮しすぎだが、"実は"体は非常に疲れている □ 活力の低下、疲労感、倦怠感、睡魔、だるさ、無気力、けだるい感じがする
精神的、感情的な体調	標準的な状態： □ 体調の回復 □ 補給され、充足した感覚 □ 高揚感 □ 気分が晴れやかになり、 □ はっきりする □ 思考回路が通常の状態に □ 戻る	普通ではない状態： □ 緩慢で怠惰、ぼうっとしている状態 □ 思考がすぐに、明確に働かない □ 興奮し過ぎて思考が働きすぎる □ 集中できない、集中が続かない □ 無関心、落ち込み、悲壮感 □ 不安、執着心、恐怖感、いらだち、短気、怒りっぽい etc.

食生活とエクササイズの記録　第5週 / 35日目

日付：＿＿＿＿＿＿＿＿

食生活とエクササイズの目標：＿＿＿＿＿＿＿＿＿＿＿＿＿＿＿＿＿＿

食事	食べた食品	追記事項
朝食		
昼食		
夕食		
おやつ/間食		

	エクササイズ	時間と回数、追記事項
バランスストレッチ		
体幹安定エクササイズ		
体軸エクササイズ		

幸福とは、夢を見て、それを現実のものにするための
代償を払う覚悟の出来ている人の元にある　-　L・J・スーネンス枢機卿

食生活記録シート　□ 朝食　□ ランチ　□ 夕食		
食後の心身の反応	**良い**	**悪い**
食欲満腹感 / 満足度甘いものへの欲求	食後は. . . □ 満腹、満足できる □ 甘いものへの欲求がない □ もっと食べたいと思わない □ すぐにはお腹が減らない □ 次の食事まで間食は □ いらない	食後は. . . □ 胃は膨れているが、まだ □ 空腹である □ 満足感がない、何か物足りないような感じがする □ 甘いものが食べたいと思う □ すぐにお腹がすいてしまう □ 間食が必要
体の活力、元気の度合	食事から得た活力の標準的な反応： □ 食後、活力が戻ってきた □ 満足でき、継続する“普通の”状態の体調	食事から得た活力が乏しい： □ 過度な活力、または活力が回復しない □ 興奮しすぎたり、落ち着かない、震え、緊張する、いそいそとする □ 興奮しすぎだが、“実は”体は非常に疲れている □ 活力の低下、疲労感、倦怠感、睡魔、だるさ、無気力、けだるい感じがする
精神的、感情的な体調	標準的な状態： □ 体調の回復 □ 補給され、充足した感覚 □ 高揚感 □ 気分が晴れやかになり、 □ はっきりする □ 思考回路が通常の状態に □ 戻る	普通ではない状態： □ 緩慢で怠惰、ぼうっとしている状態 □ 思考がすぐに、明確に働かない □ 興奮し過ぎて思考が働きすぎる □ 集中できない、集中が続かない □ 無関心、落ち込み、悲壮感 □ 不安、執着心、恐怖感、いらだち、短気、怒りっぽい etc.

食生活とエクササイズの記録　　第6週 / 36日目

日付：＿＿＿＿＿＿＿＿

食生活とエクササイズの目標：＿＿＿＿＿＿＿＿＿＿＿＿＿＿＿＿

食事	食べた食品	追記事項
朝食		
昼食		
夕食		
おやつ/間食		

	エクササイズ	時間と回数、追記事項
バランスストレッチ		
体幹安定エクササイズ		
体軸エクササイズ		

正しい方向に向かっているのなら、
貴方がしなければならないのは、ただ進み続ける事だけだ - 禅の教え

食生活記録シート	□ 朝食　□ ランチ	□ 夕食
食後の心身の反応	**良い**	**悪い**
食欲満腹感 / 満足度甘いものへの欲求	食後は. . . □ 満腹、満足できる □ 甘いものへの欲求がない □ もっと食べたいと思わない □ すぐにはお腹が減らない □ 次の食事まで間食は □ いらない	食後は. . . □ 胃は膨れているが、まだ □ 空腹である □ 満足感がない、何か物足りないような感じがする □ 甘いものが食べたいと思う □ すぐにお腹がすいてしまう □ 間食が必要
体の活力、元気の度合	食事から得た活力の標準的な反応： □ 食後、活力が戻ってきた □ 満足でき、継続する“普通の”状態の体調	食事から得た活力が乏しい： □ 過度な活力、または活力が回復しない □ 興奮しすぎたり、落ち着かない、震え、緊張する、いそいそとする □ 興奮しすぎだが、“実は”体は非常に疲れている □ 活力の低下、疲労感、倦怠感、睡魔、だるさ、無気力、けだるい感じがする
精神的、感情的な体調	標準的な状態： □ 体調の回復 □ 補給され、充足した感覚 □ 高揚感 □ 気分が晴れやかになり、 □ はっきりする □ 思考回路が通常の状態に □ 戻る	普通ではない状態： □ 緩慢で怠惰、ぼうっとしている状態 □ 思考がすぐに、明確に働かない □ 興奮し過ぎて思考が働きすぎる □ 集中できない、集中が続かない □ 無関心、落ち込み、悲壮感 □ 不安、執着心、恐怖感、いらだち、短気、怒りっぽい etc.

食生活とエクササイズの記録　第6週 / 37日目

日付：＿＿＿＿＿＿＿＿

食生活とエクササイズの目標：＿＿＿＿＿＿＿＿＿＿＿＿＿＿＿＿

食事	食べた食品	追記事項
朝食		
昼食		
夕食		
おやつ/間食		

	エクササイズ	時間と回数、追記事項
バランスストレッチ		
体幹安定エクササイズ		
体軸エクササイズ		

なりたかった自分になるのに、遅すぎることはない - ジョージ・エリオット

食生活記録シート	ロ 朝食　ロ ランチ　ロ 夕食	
食後の心身の反応	**良い**	**悪い**
食欲満腹感 / 満足度甘いものへの欲求	食後は. . . □ 満腹、満足できる □ 甘いものへの欲求がない □ もっと食べたいと思わない □ すぐにはお腹が減らない □ 次の食事まで間食は □ いらない	食後は. . . □ 胃は膨れているが、まだ □ 空腹である □ 満足感がない、何か物足りないような感じがする □ 甘いものが食べたいと思う □ すぐにお腹がすいてしまう □ 間食が必要
体の活力、元気の度合	食事から得た活力の標準的な反応： □ 食後、活力が戻ってきた □ 満足でき、継続する"普通の"状態の体調	食事から得た活力が乏しい： □ 過度な活力、または活力が回復しない □ 興奮しすぎたり、落ち着かない、震え、緊張する、いそいそとする □ 興奮しすぎだが、"実は"体は非常に疲れている □ 活力の低下、疲労感、倦怠感、睡魔、だるさ、無気力、けだるい感じがする
精神的、感情的な体調	標準的な状態： □ 体調の回復 □ 補給され、充足した感覚 □ 高揚感 □ 気分が晴れやかになり、 □ はっきりする □ 思考回路が通常の状態に □ 戻る	普通ではない状態： □ 緩慢で怠惰、ぼうっとしている状態 □ 思考がすぐに、明確に働かない □ 興奮し過ぎて思考が働きすぎる □ 集中できない、集中が続かない □ 無関心、落ち込み、悲壮感 □ 不安、執着心、恐怖感、いらだち、短気、怒りっぽい etc.

食生活とエクササイズの記録　第6週 / 38日目

日付：＿＿＿＿＿＿＿＿
食生活とエクササイズの目標：＿＿＿＿＿＿＿＿

食事	食べた食品	追記事項
朝食		
昼食		
夕食		
おやつ/間食		

	エクササイズ	時間と回数、追記事項
バランスストレッチ		
体幹安定エクササイズ		
体軸エクササイズ		

未来を予言する一番良い方法は、自分の手で創り出すことである　- エイブラハム・リンカーン

食生活記録シート	☐　朝食　☐ ランチ　☐ 夕食	
食後の心身の反応	**良い**	**悪い**
食欲満腹感 / 満足度甘いものへの欲求	食後は. . . ☐ 満腹、満足できる ☐ 甘いものへの欲求がない ☐ もっと食べたいと思わない ☐ すぐにはお腹が減らない ☐ 次の食事まで間食は ☐ いらない	食後は. . . ☐ 胃は膨れているが、まだ ☐ 空腹である ☐ 満足感がない、何か物足りないような感じがする ☐ 甘いものが食べたいと思う ☐ すぐにお腹がすいてしまう ☐ 間食が必要
体の活力、元気の度合	食事から得た活力の標準的な反応： ☐ 食後、活力が戻ってきた ☐ 満足でき、継続する"普通の"状態の体調	食事から得た活力が乏しい： ☐ 過度な活力、または活力が回復しない ☐ 興奮しすぎたり、落ち着かない、震え、緊張する、いそいそとする ☐ 興奮しすぎだが、"実は"体は非常に疲れている ☐ 活力の低下、疲労感、倦怠感、睡魔、だるさ、無気力、けだるい感じがする
精神的、感情的な体調	標準的な状態： ☐ 体調の回復 ☐ 補給され、充足した感覚 ☐ 高揚感 ☐ 気分が晴れやかになり、 ☐ はっきりする ☐ 思考回路が通常の状態に ☐ 戻る	普通ではない状態： ☐ 緩慢で怠惰、ぼうっとしている状態 ☐ 思考がすぐに、明確に働かない ☐ 興奮し過ぎて思考が働きすぎる ☐ 集中できない、集中が続かない ☐ 無関心、落ち込み、悲壮感 ☐ 不安、執着心、恐怖感、いらだち、短気、怒りっぽい etc.

食生活とエクササイズの記録　第6週 / 39日目

日付：＿＿＿＿＿＿＿＿

食生活とエクササイズの目標：＿＿＿＿＿＿＿＿＿＿＿＿＿＿＿＿

食事	食べた食品	追記事項
朝食		
昼食		
夕食		
おやつ/間食		

	エクササイズ	時間と回数、追記事項
バランスストレッチ		
体幹安定エクササイズ		
体軸エクササイズ		

どんな決断の場においても、正しい事をするのが最善の策で、間違った事をするのが二番目に良い策であり、何もしないのは最悪の選択である - セオドア・ルーズベルト

食生活記録シート　　□ 朝食　□ ランチ　□ 夕食		
食後の心身の反応	**良い**	**悪い**
食欲満腹感 / 満足度甘いものへの欲求	食後は. . . □ 満腹、満足できる □ 甘いものへの欲求がない □ もっと食べたいと思わない □ すぐにはお腹が減らない □ 次の食事まで間食は □ いらない	食後は. . . □ 胃は膨れているが、まだ □ 空腹である □ 満足感がない、何か物足りないような感じがする □ 甘いものが食べたいと思う □ すぐにお腹がすいてしまう □ 間食が必要
体の活力、元気の度合	食事から得た活力の標準的な反応： □ 食後、活力が戻ってきた □ 満足でき、継続する"普通の"状態の体調	食事から得た活力が乏しい： □ 過度な活力、または活力が回復しない □ 興奮しすぎたり、落ち着かない、震え、緊張する、いそいそとする □ 興奮しすぎだが、"実は"体は非常に疲れている □ 活力の低下、疲労感、倦怠感、睡魔、だるさ、無気力、けだるい感じがする
精神的、感情的な体調	標準的な状態： □ 体調の回復 □ 補給され、充足した感覚 □ 高揚感 □ 気分が晴れやかになり、 □ はっきりする □ 思考回路が通常の状態に □ 戻る	普通ではない状態： □ 緩慢で怠惰、ぼうっとしている状態 □ 思考がすぐに、明確に働かない □ 興奮し過ぎて思考が働きすぎる □ 集中できない、集中が続かない □ 無関心、落ち込み、悲壮感 □ 不安、執着心、恐怖感、いらだち、短気、怒りっぽい etc.

食生活とエクササイズの記録　　第6週 / 40日目

日付：＿＿＿＿＿＿＿＿

食生活とエクササイズの目標：＿＿＿＿＿＿＿＿＿＿＿＿＿＿＿＿

食事	食べた食品	追記事項
朝食		
昼食		
夕食		
おやつ/間食		

	エクササイズ	時間と回数、追記事項
バランスストレッチ		
体幹安定エクササイズ		
体軸エクササイズ		

変革のきっかけとなって率いるか、
変革を受け入れて生き残るか。変革を拒んで死ぬか　- レイ・ノーダ

食生活記録シート	□ 朝食　□ ランチ　□ 夕食	
食後の心身の反応	**良い**	**悪い**
食欲満腹感 / 満足度甘いものへの欲求	食後は. . . □ 満腹、満足できる □ 甘いものへの欲求がない □ もっと食べたいと思わない □ すぐにはお腹が減らない □ 次の食事まで間食は □ いらない	食後は. . . □ 胃は膨れているが、まだ □ 空腹である □ 満足感がない、何か物足りないような感じがする □ 甘いものが食べたいと思う □ すぐにお腹がすいてしまう □ 間食が必要
体の活力、元気の度合	食事から得た活力の標準的な反応： □ 食後、活力が戻ってきた □ 満足でき、継続する"普通の"状態の体調	食事から得た活力が乏しい： □ 過度な活力、または活力が回復しない □ 興奮しすぎたり、落ち着かない、震え、緊張する、いそいそとする □ 興奮しすぎだが、"実は"体は非常に疲れている □ 活力の低下、疲労感、倦怠感、睡魔、だるさ、無気力、けだるい感じがする
精神的、感情的な体調	標準的な状態： □ 体調の回復 □ 補給され、充足した感覚 □ 高揚感 □ 気分が晴れやかになり、 □ はっきりする □ 思考回路が通常の状態に □ 戻る	普通ではない状態： □ 緩慢で怠惰、ぼうっとしている状態 □ 思考がすぐに、明確に働かない □ 興奮し過ぎて思考が働きすぎる □ 集中できない、集中が続かない □ 無関心、落ち込み、悲壮感 □ 不安、執着心、恐怖感、いらだち、短気、怒りっぽい etc.

食生活とエクササイズの記録　　第6週 / 41日目

日付：

食生活とエクササイズの目標：

食事	食べた食品	追記事項
朝食		
昼食		
夕食		
おやつ/間食		

	エクササイズ	時間と回数、追記事項
バランスストレッチ		
体幹安定エクササイズ		
体軸エクササイズ		

夢を叶えたいのなら、まず最初に目覚める事が必要だ - J.M. パワー

食生活記録シート　□ 朝食　□ ランチ　□ 夕食		
食後の心身の反応	**良い**	**悪い**
食欲満腹感 / 満足度甘いものへの欲求	食後は. . . □ 満腹、満足できる □ 甘いものへの欲求がない □ もっと食べたいと思わない □ すぐにはお腹が減らない □ 次の食事まで間食は □ いらない	食後は. . . □ 胃は膨れているが、まだ □ 空腹である □ 満足感がない、何か物足りないような感じがする □ 甘いものが食べたいと思う □ すぐにお腹がすいてしまう □ 間食が必要
体の活力、元気の度合	食事から得た活力の標準的な反応： □ 食後、活力が戻ってきた □ 満足でき、継続する"普通の"状態の体調	食事から得た活力が乏しい： □ 過度な活力、または活力が回復しない □ 興奮しすぎたり、落ち着かない、震え、緊張する、いそいそとする □ 興奮しすぎだが、"実は"体は非常に疲れている □ 活力の低下、疲労感、倦怠感、睡魔、だるさ、無気力、けだるい感じがする
精神的、感情的な体調	標準的な状態： □ 体調の回復 □ 補給され、充足した感覚 □ 高揚感 □ 気分が晴れやかになり、 □ はっきりする □ 思考回路が通常の状態に □ 戻る	普通ではない状態： □ 緩慢で怠惰、ぼうっとしている状態 □ 思考がすぐに、明確に働かない □ 興奮し過ぎて思考が働きすぎる □ 集中できない、集中が続かない □ 無関心、落ち込み、悲壮感 □ 不安、執着心、恐怖感、いらだち、短気、怒りっぽい etc.

食生活とエクササイズの記録 第6週 / 42日目

日付：＿＿＿＿＿＿＿＿

食生活とエクササイズの目標：＿＿＿＿＿＿＿＿＿＿＿＿＿＿＿＿＿＿＿＿

食事	食べた食品	追記事項
朝食		
昼食		
夕食		
おやつ/間食		

	エクササイズ	時間と回数、追記事項
バランスストレッチ		
体幹安定エクササイズ		
体軸エクササイズ		

夢が実現する可能性があるからこそ、人生は面白いのだ - パウロ・コエーリョ

食生活記録シート	□ 朝食　□ ランチ	□ 夕食
食後の心身の反応	**良い**	**悪い**
食欲満腹感 / 満足度甘いものへの欲求	食後は. . . □ 満腹、満足できる □ 甘いものへの欲求がない □ もっと食べたいと思わない □ すぐにはお腹が減らない □ 次の食事まで間食は □ いらない	食後は. . . □ 胃は膨れているが、まだ □ 空腹である □ 満足感がない、何か物足りないような感じがする □ 甘いものが食べたいと思う □ すぐにお腹がすいてしまう □ 間食が必要
体の活力、元気の度合	食事から得た活力の標準的な反応： □ 食後、活力が戻ってきた □ 満足でき、継続する"普通の"状態の体調	食事から得た活力が乏しい： □ 過度な活力、または活力が回復しない □ 興奮しすぎたり、落ち着かない、震え、緊張する、いそいそとする □ 興奮しすぎだが、"実は"体は非常に疲れている □ 活力の低下、疲労感、倦怠感、睡魔、だるさ、無気力、けだるい感じがする
精神的、感情的な体調	標準的な状態： □ 体調の回復 □ 補給され、充足した感覚 □ 高揚感 □ 気分が晴れやかになり、 □ はっきりする □ 思考回路が通常の状態に □ 戻る	普通ではない状態： □ 緩慢で怠惰、ぼうっとしている状態 □ 思考がすぐに、明確に働かない □ 興奮し過ぎて思考が働きすぎる □ 集中できない、集中が続かない □ 無関心、落ち込み、悲壮感 □ 不安、執着心、恐怖感、いらだち、短気、怒りっぽい etc.

食生活とエクササイズの記録　　第7週 / 43日目

日付：＿＿＿＿＿＿＿＿

食生活とエクササイズの目標：＿＿＿＿＿＿＿＿＿＿＿＿＿＿＿＿

食事	食べた食品	追記事項
朝食		
昼食		
夕食		
おやつ/間食		

	エクササイズ	時間と回数、追記事項
バランスストレッチ		
体幹安定エクササイズ		
体軸エクササイズ		

信仰とは実践することだ。
貴方という人間は、信じる内容ではなく、実践する内容で決まるのだ - ミッチ・アルボム

食生活記録シート	□ 朝食　□ ランチ	□ 夕食
食後の心身の反応	**良い**	**悪い**
食欲満腹感 / 満足度甘いものへの欲求	食後は. . . □ 満腹、満足できる □ 甘いものへの欲求がない □ もっと食べたいと思わない □ すぐにはお腹が減らない □ 次の食事まで間食は □ いらない	食後は. . . □ 胃は膨れているが、まだ □ 空腹である □ 満足感がない、何か物足りないような感じがする □ 甘いものが食べたいと思う □ すぐにお腹がすいてしまう □ 間食が必要
体の活力、元気の度合	食事から得た活力の標準的な反応： □ 食後、活力が戻ってきた □ 満足でき、継続する"普通の"状態の体調	食事から得た活力が乏しい： □ 過度な活力、または活力が回復しない □ 興奮しすぎたり、落ち着かない、震え、緊張する、いそいそとする □ 興奮しすぎだが、"実は"体は非常に疲れている □ 活力の低下、疲労感、倦怠感、睡魔、だるさ、無気力、けだるい感じがする
精神的、感情的な体調	標準的な状態： □ 体調の回復 □ 補給され、充足した感覚 □ 高揚感 □ 気分が晴れやかになり、 □ はっきりする □ 思考回路が通常の状態に □ 戻る	普通ではない状態： □ 緩慢で怠惰、ぼうっとしている状態 □ 思考がすぐに、明確に働かない □ 興奮し過ぎて思考が働きすぎる □ 集中できない、集中が続かない □ 無関心、落ち込み、悲壮感 □ 不安、執着心、恐怖感、いらだち、短気、怒りっぽい etc.

食生活とエクササイズの記録 第7週 / 44日目

日付：＿＿＿＿＿＿＿＿＿＿＿＿

食生活とエクササイズの目標：＿＿＿＿＿＿＿＿＿＿＿＿＿＿＿＿＿＿＿＿＿＿＿＿

＿＿＿＿＿＿＿＿＿＿＿＿＿＿＿＿＿＿＿＿＿＿＿＿＿＿＿＿＿＿＿＿＿＿＿＿＿＿

＿＿＿＿＿＿＿＿＿＿＿＿＿＿＿＿＿＿＿＿＿＿＿＿＿＿＿＿＿＿＿＿＿＿＿＿＿＿

＿＿＿＿＿＿＿＿＿＿＿＿＿＿＿＿＿＿＿＿＿＿＿＿＿＿＿＿＿＿＿＿＿＿＿＿＿＿

＿＿＿＿＿＿＿＿＿＿＿＿＿＿＿＿＿＿＿＿＿＿＿＿＿＿＿＿＿＿＿＿＿＿＿＿＿＿

食事	食べた食品	追記事項
朝食		
昼食		
夕食		
おやつ/間食		

	エクササイズ	時間と回数、追記事項
バランスストレッチ		
体幹安定エクササイズ		
体軸エクササイズ		

昨日は終わりました。明日はまだ来ていません。
今、この瞬間を幸せでいましょう – マザー・テレサ

食生活記録シート	□ 朝食　□ ランチ　□ 夕食	
食後の心身の反応	**良い**	**悪い**
食欲満腹感 / 満足度甘いものへの欲求	食後は. . . □ 満腹、満足できる □ 甘いものへの欲求がない □ もっと食べたいと思わない □ すぐにはお腹が減らない □ 次の食事まで間食は □ いらない	食後は. . . □ 胃は膨れているが、まだ □ 空腹である □ 満足感がない、何か物足りないような感じがする □ 甘いものが食べたいと思う □ すぐにお腹がすいてしまう □ 間食が必要
体の活力、元気の度合	食事から得た活力の標準的な反応： □ 食後、活力が戻ってきた □ 満足でき、継続する“普通の”状態の体調	食事から得た活力が乏しい： □ 過度な活力、または活力が回復しない □ 興奮しすぎたり、落ち着かない、震え、緊張する、いそいそとする □ 興奮しすぎだが、“実は”体は非常に疲れている □ 活力の低下、疲労感、倦怠感、睡魔、だるさ、無気力、けだるい感じがする
精神的、感情的な体調	標準的な状態： □ 体調の回復 □ 補給され、充足した感覚 □ 高揚感 □ 気分が晴れやかになり、 □ はっきりする □ 思考回路が通常の状態に □ 戻る	普通ではない状態： □ 緩慢で怠惰、ぼうっとしている状態 □ 思考がすぐに、明確に働かない □ 興奮し過ぎて思考が働きすぎる □ 集中できない、集中が続かない □ 無関心、落ち込み、悲壮感 □ 不安、執着心、恐怖感、いらだち、短気、怒りっぽい etc.

食生活とエクササイズの記録　　第7週 / 45日目

日付：______________

食生活とエクササイズの目標：______________________________

____

____

____

____

食事	食べた食品	追記事項
朝食		
昼食		
夕食		
おやつ/間食		

	エクササイズ	時間と回数、追記事項
バランスストレッチ		
体幹安定エクササイズ		
体軸エクササイズ		

君は遅れるかもしれないが、時は決して遅れない - ベンジャミン・フランクリン

食生活記録シート	□ 朝食 □ ランチ	□ 夕食
食後の心身の反応	**良い**	**悪い**
食欲満腹感 / 満足度甘いものへの欲求	食後は. . . □ 満腹、満足できる □ 甘いものへの欲求がない □ もっと食べたいと思わない □ すぐにはお腹が減らない □ 次の食事まで間食は □ いらない	食後は. . . □ 胃は膨れているが、まだ □ 空腹である □ 満足感がない、何か物足りないような感じがする □ 甘いものが食べたいと思う □ すぐにお腹がすいてしまう □ 間食が必要
体の活力、元気の度合	食事から得た活力の標準的な反応： □ 食後、活力が戻ってきた □ 満足でき、継続する“普通の”状態の体調	食事から得た活力が乏しい： □ 過度な活力、または活力が回復しない □ 興奮しすぎたり、落ち着かない、震え、緊張する、いそいそとする □ 興奮しすぎだが、“実は”体は非常に疲れている □ 活力の低下、疲労感、倦怠感、睡魔、だるさ、無気力、けだるい感じがする
精神的、感情的な体調	標準的な状態： □ 体調の回復 □ 補給され、充足した感覚 □ 高揚感 □ 気分が晴れやかになり、 □ はっきりする □ 思考回路が通常の状態に □ 戻る	普通ではない状態： □ 緩慢で怠惰、ぼうっとしている状態 □ 思考がすぐに、明確に働かない □ 興奮し過ぎて思考が働きすぎる □ 集中できない、集中が続かない □ 無関心、落ち込み、悲壮感 □ 不安、執着心、恐怖感、いらだち、短気、怒りっぽい etc.

食生活とエクササイズの記録　　第7週 / 46日目

日付：＿＿＿＿＿＿＿＿
食生活とエクササイズの目標：＿＿＿＿＿＿＿＿＿＿＿＿＿＿＿＿

食事	食べた食品	追記事項
朝食		
昼食		
夕食		
おやつ/間食		

	エクササイズ	時間と回数、追記事項
バランスストレッチ		
体幹安定エクササイズ		
体軸エクササイズ		

息を吸って、吐いて。そして、あなたが確実にもっているのは今まさにこの時間だけと
自分に言い聞かせてみよう - オプラ・ウィンフリー

食生活記録シート　□ 朝食　□ ランチ　□ 夕食		
食後の心身の反応	**良い**	**悪い**
食欲満腹感 / 満足度甘いものへの欲求	食後は. . . □ 満腹、満足できる □ 甘いものへの欲求がない □ もっと食べたいと思わない □ すぐにはお腹が減らない □ 次の食事まで間食は □ いらない	食後は. . . □ 胃は膨れているが、まだ □ 空腹である □ 満足感がない、何か物足りないような感じがする □ 甘いものが食べたいと思う □ すぐにお腹がすいてしまう □ 間食が必要
体の活力、元気の度合	食事から得た活力の標準的な反応： □ 食後、活力が戻ってきた □ 満足でき、継続する“普通の”状態の体調	食事から得た活力が乏しい： □ 過度な活力、または活力が回復しない □ 興奮しすぎたり、落ち着かない、震え、緊張する、いそいそとする □ 興奮しすぎだが、“実は”体は非常に疲れている □ 活力の低下、疲労感、倦怠感、睡魔、だるさ、無気力、けだるい感じがする
精神的、感情的な体調	標準的な状態： □ 体調の回復 □ 補給され、充足した感覚 □ 高揚感 □ 気分が晴れやかになり、 □ はっきりする □ 思考回路が通常の状態に □ 戻る	普通ではない状態： □ 緩慢で怠惰、ぼうっとしている状態 □ 思考がすぐに、明確に働かない □ 興奮し過ぎて思考が働きすぎる □ 集中できない、集中が続かない □ 無関心、落ち込み、悲壮感 □ 不安、執着心、恐怖感、いらだち、短気、怒りっぽい etc.

食生活とエクササイズの記録　第7週 / 47日目

日付：＿＿＿＿＿＿＿＿

食生活とエクササイズの目標：＿＿＿＿＿＿＿＿＿＿＿＿＿＿＿＿＿＿

食事	食べた食品	追記事項
朝食		
昼食		
夕食		
おやつ/間食		

	エクササイズ	時間と回数、追記事項
バランスストレッチ		
体幹安定エクササイズ		
体軸エクササイズ		

人生を変えたいと思うなら、貴方が毎日する選択を変えなければならない。
それなら、今日という日は新しい人生を始めるのに最高の日じゃないか

食生活記録シート　　□ 朝食　□ ランチ　□ 夕食		
食後の心身の反応	**良い**	**悪い**
食欲満腹感 / 満足度甘いものへの欲求	食後は. . . □　満腹、満足できる □　甘いものへの欲求がない □　もっと食べたいと思わない □　すぐにはお腹が減らない □　次の食事まで間食は □　いらない	食後は. . . □　胃は膨れているが、まだ空腹である □　満足感がない、何か物足りないような感じがする □　甘いものが食べたいと思う □　すぐにお腹がすいてしまう □　間食が必要
体の活力、元気の度合	食事から得た活力の標準的な反応： □　食後、活力が戻ってきた □　満足でき、継続する“普通の”状態の体調	食事から得た活力が乏しい： □　過度な活力、または活力が回復しない □　興奮しすぎたり、落ち着かない、震え、緊張する、いそいそとする □　興奮しすぎだが、“実は”体は非常に疲れている □　活力の低下、疲労感、倦怠感、睡魔、だるさ、無気力、けだるい感じがする
精神的、感情的な体調	標準的な状態： □　体調の回復 □　補給され、充足した感覚 □　高揚感 □　気分が晴れやかになり、 □　はっきりする □　思考回路が通常の状態に □　戻る	普通ではない状態： □　緩慢で怠惰、ぼうっとしている状態 □　思考がすぐに、明確に働かない □　興奮し過ぎて思考が働きすぎる □　集中できない、集中が続かない □　無関心、落ち込み、悲壮感 □　不安、執着心、恐怖感、いらだち、短気、怒りっぽい etc.

食生活とエクササイズの記録

第7週 / 48日目

日付：＿＿＿＿＿＿＿＿
食生活とエクササイズの目標：＿＿＿＿＿＿＿＿

食事	食べた食品	追記事項
朝食		
昼食		
夕食		
おやつ/間食		

	エクササイズ	時間と回数、追記事項
バランスストレッチ		
体幹安定エクササイズ		
体軸エクササイズ		

誰もが疑わない、この世で一番の医者6人は、
日光、水、休息、 空気、 エクササイズ、そして食生活だ - ウェイン・フィールド

食生活記録シート	□ 朝食　□ ランチ	□ 夕食
食後の心身の反応	**良い**	**悪い**
食欲満腹感 / 満足度甘いものへの欲求	食後は. . . □ 満腹、満足できる □ 甘いものへの欲求がない □ もっと食べたいと思わない □ すぐにはお腹が減らない □ 次の食事まで間食は □ いらない	食後は. . . □ 胃は膨れているが、まだ □ 空腹である □ 満足感がない、何か物足りないような感じがする □ 甘いものが食べたいと思う □ すぐにお腹がすいてしまう □ 間食が必要
体の活力、元気の度合	食事から得た活力の標準的な反応： □ 食後、活力が戻ってきた □ 満足でき、継続する"普通の"状態の体調	食事から得た活力が乏しい： □ 過度な活力、または活力が回復しない □ 興奮しすぎたり、落ち着かない、震え、緊張する、いそいそとする □ 興奮しすぎだが、"実は"体は非常に疲れている □ 活力の低下、疲労感、倦怠感、睡魔、だるさ、無気力、けだるい感じがする
精神的、感情的な体調	標準的な状態： □ 体調の回復 □ 補給され、充足した感覚 □ 高揚感 □ 気分が晴れやかになり、 □ はっきりする □ 思考回路が通常の状態に □ 戻る	普通ではない状態： □ 緩慢で怠惰、ぼうっとしている状態 □ 思考がすぐに、明確に働かない □ 興奮し過ぎて思考が働きすぎる □ 集中できない、集中が続かない □ 無関心、落ち込み、悲壮感 □ 不安、執着心、恐怖感、いらだち、短気、怒りっぽい etc.

食生活とエクササイズの記録　第7週 / 49日目

日付：＿＿＿＿＿＿＿＿

食生活とエクササイズの目標：＿＿＿＿＿＿＿＿＿＿＿＿＿＿＿＿＿＿

食事	食べた食品	追記事項
朝食		
昼食		
夕食		
おやつ/間食		

	エクササイズ	時間と回数、追記事項
バランスストレッチ		
体幹安定エクササイズ		
体軸エクササイズ		

いつでも望むものが手に入るとは限らないが、努力した分だけは手に入る！ - 作者不明

食生活記録シート	ロ 朝食　ロ ランチ　ロ 夕食	
食後の心身の反応	**良い**	**悪い**
食欲満腹感 / 満足度甘いものへの欲求	食後は. . . □ 満腹、満足できる □ 甘いものへの欲求がない □ もっと食べたいと思わない □ すぐにはお腹が減らない □ 次の食事まで間食は □ いらない	食後は. . . □ 胃は膨れているが、まだ □ 空腹である □ 満足感がない、何か物足りないような感じがする □ 甘いものが食べたいと思う □ すぐにお腹がすいてしまう □ 間食が必要
体の活力、元気の度合	食事から得た活力の標準的な反応： □ 食後、活力が戻ってきた □ 満足でき、継続する"普通の"状態の体調	食事から得た活力が乏しい： □ 過度な活力、または活力が回復しない □ 興奮しすぎたり、落ち着かない、震え、緊張する、いそいそとする □ 興奮しすぎだが、"実は"体は非常に疲れている □ 活力の低下、疲労感、倦怠感、睡魔、だるさ、無気力、けだるい感じがする
精神的、感情的な体調	標準的な状態： □ 体調の回復 □ 補給され、充足した感覚 □ 高揚感 □ 気分が晴れやかになり、 □ はっきりする □ 思考回路が通常の状態に □ 戻る	普通ではない状態： □ 緩慢で怠惰、ぼうっとしている状態 □ 思考がすぐに、明確に働かない □ 興奮し過ぎて思考が働きすぎる □ 集中できない、集中が続かない □ 無関心、落ち込み、悲壮感 □ 不安、執着心、恐怖感、いらだち、短気、怒りっぽい etc.

第８週: 症状の変化を確認

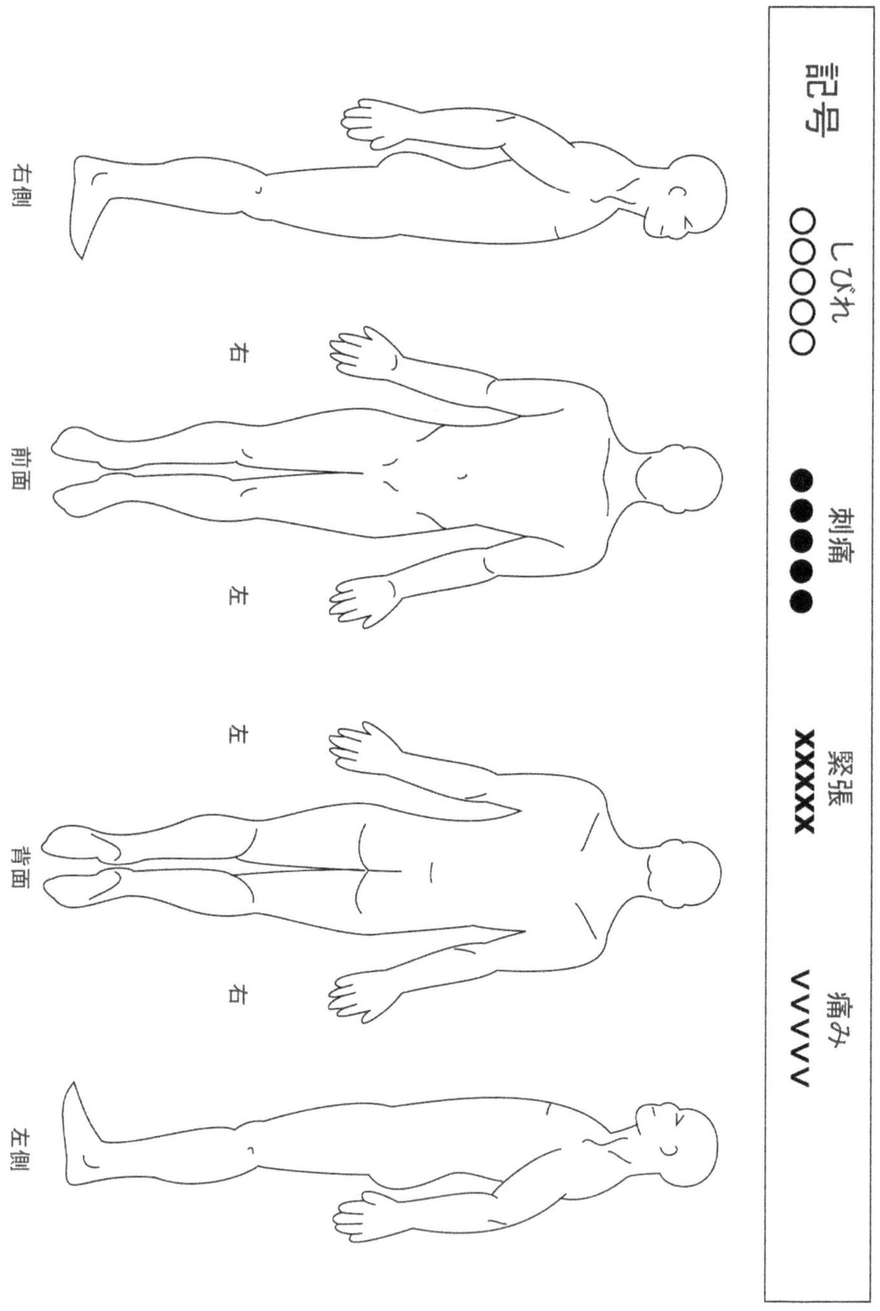

第８週：トリガーポイントを記録する

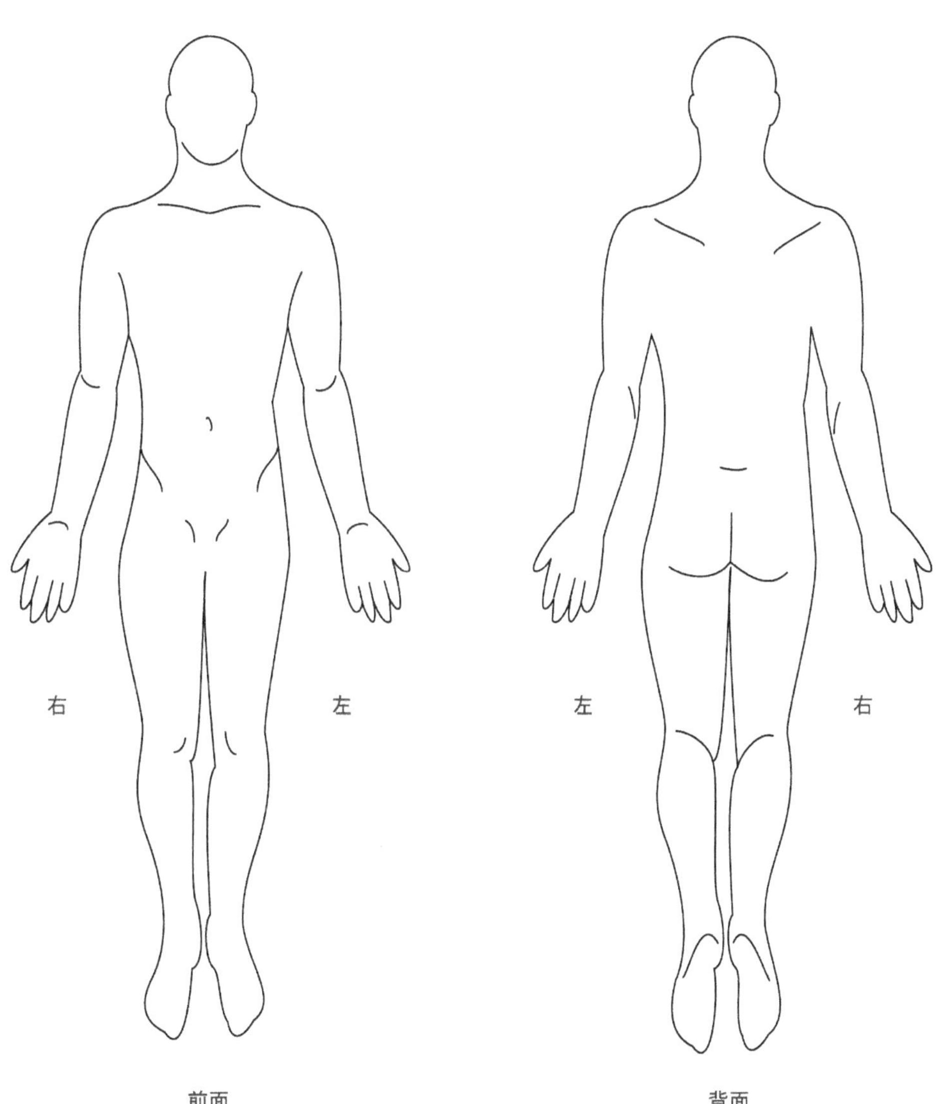

食生活とエクササイズの記録　　第8週 / 50日目

日付：＿＿＿＿＿＿＿＿

食生活とエクササイズの目標：＿＿＿＿＿＿＿＿＿＿＿＿＿＿＿＿

食事	食べた食品	追記事項
朝食		
昼食		
夕食		
おやつ/間食		

	エクササイズ	時間と回数、追記事項
バランスストレッチ		
体幹安定エクササイズ		
体軸エクササイズ		

新しい一日を昨日の断片から始めてはいけない。過去に捕らわれて、未来を無駄にしてはいけない。今まで残してしまった事ばかり気にしていては、これからやってくる事を見落としてしまうからだ
– 作者不明

食生活記録シート　□ 朝食　□ ランチ　□ 夕食

食後の心身の反応	良い	悪い
食欲満腹感 / 満足度甘いものへの欲求	食後は. . . □ 満腹、満足できる □ 甘いものへの欲求がない □ もっと食べたいと思わない □ すぐにはお腹が減らない □ 次の食事まで間食は □ いらない	食後は. . . □ 胃は膨れているが、まだ □ 空腹である □ 満足感がない、何か物足りないような感じがする □ 甘いものが食べたいと思う □ すぐにお腹がすいてしまう □ 間食が必要
体の活力、元気の度合	食事から得た活力の標準的な反応： □ 食後、活力が戻ってきた □ 満足でき、継続する“普通の”状態の体調	食事から得た活力が乏しい： □ 過度な活力、または活力が回復しない □ 興奮しすぎたり、落ち着かない、震え、緊張する、いそいそとする □ 興奮しすぎだが、“実は”体は非常に疲れている □ 活力の低下、疲労感、倦怠感、睡魔、だるさ、無気力、けだるい感じがする
精神的、感情的な体調	標準的な状態： □ 体調の回復 □ 補給され、充足した感覚 □ 高揚感 □ 気分が晴れやかになり、 □ はっきりする □ 思考回路が通常の状態に □ 戻る	普通ではない状態： □ 緩慢で怠惰、ぼうっとしている状態 □ 思考がすぐに、明確に働かない □ 興奮し過ぎて思考が働きすぎる □ 集中できない、集中が続かない □ 無関心、落ち込み、悲壮感 □ 不安、執着心、恐怖感、いらだち、短気、怒りっぽい etc.

食生活とエクササイズの記録　　第8週 / 51日目

日付：＿＿＿＿＿＿＿＿

食生活とエクササイズの目標：＿＿＿＿＿＿＿＿

食事	食べた食品	追記事項
朝食		
昼食		
夕食		
おやつ/間食		

	エクササイズ	時間と回数、追記事項
バランスストレッチ		
体幹安定エクササイズ		
体軸エクササイズ		

できない、という思いを捨てなさい - サミュエル・ジョンソン

食生活記録シート	□ 朝食 □ ランチ	□ 夕食
食後の心身の反応	**良い**	**悪い**
食欲満腹感 / 満足度甘いものへの欲求	食後は. . . □ 満腹、満足できる □ 甘いものへの欲求がない □ もっと食べたいと思わない □ すぐにはお腹が減らない □ 次の食事まで間食は □ いらない	食後は. . . □ 胃は膨れているが、まだ □ 空腹である □ 満足感がない、何か物足りないような感じがする □ 甘いものが食べたいと思う □ すぐにお腹がすいてしまう □ 間食が必要
体の活力、元気の度合	食事から得た活力の標準的な反応： □ 食後、活力が戻ってきた □ 満足でき、継続する"普通の"状態の体調	食事から得た活力が乏しい： □ 過度な活力、または活力が回復しない □ 興奮しすぎたり、落ち着かない、震え、緊張する、いそいそとする □ 興奮しすぎだが、"実は"体は非常に疲れている □ 活力の低下、疲労感、倦怠感、睡魔、だるさ、無気力、けだるい感じがする
精神的、感情的な体調	標準的な状態： □ 体調の回復 □ 補給され、充足した感覚 □ 高揚感 □ 気分が晴れやかになり、 □ はっきりする □ 思考回路が通常の状態に □ 戻る	普通ではない状態： □ 緩慢で怠惰、ぼうっとしている状態 □ 思考がすぐに、明確に働かない □ 興奮し過ぎて思考が働きすぎる □ 集中できない、集中が続かない □ 無関心、落ち込み、悲壮感 □ 不安、執着心、恐怖感、いらだち、短気、怒りっぽい etc.

食生活とエクササイズの記録　　第8週 / 52日目

日付：________________

食生活とエクササイズの目標：________________

食事	食べた食品	追記事項
朝食		
昼食		
夕食		
おやつ/間食		

	エクササイズ	時間と回数、追記事項
バランスストレッチ		
体幹安定エクササイズ		
体軸エクササイズ		

唯一良くないワークアウトとは、サボってやらないワークアウトだ　-　作者不明

食生活記録シート　□ 朝食　□ ランチ　□ 夕食		
食後の心身の反応	**良い**	**悪い**
食欲満腹感 / 満足度甘いものへの欲求	食後は. . . □ 満腹、満足できる □ 甘いものへの欲求がない □ もっと食べたいと思わない □ すぐにはお腹が減らない □ 次の食事まで間食は □ いらない	食後は. . . □ 胃は膨れているが、まだ □ 空腹である □ 満足感がない、何か物足りないような感じがする □ 甘いものが食べたいと思う □ すぐにお腹がすいてしまう □ 間食が必要
体の活力、元気の度合	食事から得た活力の標準的な反応： □ 食後、活力が戻ってきた □ 満足でき、継続する“普通の”状態の体調	食事から得た活力が乏しい： □ 過度な活力、または活力が回復しない □ 興奮しすぎたり、落ち着かない、震え、緊張する、いそいそとする □ 興奮しすぎだが、“実は”体は非常に疲れている □ 活力の低下、疲労感、倦怠感、睡魔、だるさ、無気力、けだるい感じがする
精神的、感情的な体調	標準的な状態： □ 体調の回復 □ 補給され、充足した感覚 □ 高揚感 □ 気分が晴れやかになり、 □ はっきりする □ 思考回路が通常の状態に □ 戻る	普通ではない状態： □ 緩慢で怠惰、ぼうっとしている状態 □ 思考がすぐに、明確に働かない □ 興奮し過ぎて思考が働きすぎる □ 集中できない、集中が続かない □ 無関心、落ち込み、悲壮感 □ 不安、執着心、恐怖感、いらだち、短気、怒りっぽい etc.

食生活とエクササイズの記録　第8週 / 53日目

日付：＿＿＿＿＿＿＿＿

食生活とエクササイズの目標：＿＿＿＿＿＿＿＿

食事	食べた食品	追記事項
朝食		
昼食		
夕食		
おやつ/間食		

	エクササイズ	時間と回数、追記事項
バランスストレッチ		
体幹安定エクササイズ		
体軸エクササイズ		

可能かどうかが問題じゃない、実行するかが問題なんだ - 作者不明

食生活記録シート　□ 朝食　□ ランチ　□ 夕食

食後の心身の反応	良い	悪い
食欲満腹感 / 満足度甘いものへの欲求	食後は. . . □ 満腹、満足できる □ 甘いものへの欲求がない □ もっと食べたいと思わない □ すぐにはお腹が減らない □ 次の食事まで間食は □ いらない	食後は. . . □ 胃は膨れているが、まだ □ 空腹である □ 満足感がない、何か物足りないような感じがする □ 甘いものが食べたいと思う □ すぐにお腹がすいてしまう □ 間食が必要
体の活力、元気の度合	食事から得た活力の標準的な反応： □ 食後、活力が戻ってきた □ 満足でき、継続する"普通の"状態の体調	食事から得た活力が乏しい： □ 過度な活力、または活力が回復しない □ 興奮しすぎたり、落ち着かない、震え、緊張する、いそいそとする □ 興奮しすぎだが、"実は"体は非常に疲れている □ 活力の低下、疲労感、倦怠感、睡魔、だるさ、無気力、けだるい感じがする
精神的、感情的な体調	標準的な状態： □ 体調の回復 □ 補給され、充足した感覚 □ 高揚感 □ 気分が晴れやかになり、 □ はっきりする □ 思考回路が通常の状態に □ 戻る	普通ではない状態： □ 緩慢で怠惰、ぼうっとしている状態 □ 思考がすぐに、明確に働かない □ 興奮し過ぎて思考が働きすぎる □ 集中できない、集中が続かない □ 無関心、落ち込み、悲壮感 □ 不安、執着心、恐怖感、いらだち、短気、怒りっぽい etc.

食生活とエクササイズの記録　第8週 / 54日目

日付：＿＿＿＿＿＿＿＿

食生活とエクササイズの目標：＿＿＿＿＿＿＿＿

食事	食べた食品	追記事項
朝食		
昼食		
夕食		
おやつ/間食		

	エクササイズ	時間と回数、追記事項
バランスストレッチ		
体幹安定エクササイズ		
体軸エクササイズ		

貴方が自分の体を扱うように友人を扱っていたら、
あなたの周りには今頃ひとりも友人が残っていないはずだ – 作者不明

食生活記録シート	ロ 朝食	ロ ランチ ロ 夕食
食後の心身の反応	**良い**	**悪い**
食欲満腹感 / 満足度甘いものへの欲求	食後は. . . □ 満腹、満足できる □ 甘いものへの欲求がない □ もっと食べたいと思わない □ すぐにはお腹が減らない □ 次の食事まで間食は □ いらない	食後は. . . □ 胃は膨れているが、まだ □ 空腹である □ 満足感がない、何か物足りないような感じがする □ 甘いものが食べたいと思う □ すぐにお腹がすいてしまう □ 間食が必要
体の活力、元気の度合	食事から得た活力の標準的な反応： □ 食後、活力が戻ってきた □ 満足でき、継続する"普通の"状態の体調	食事から得た活力が乏しい： □ 過度な活力、または活力が回復しない □ 興奮しすぎたり、落ち着かない、震え、緊張する、いそいそとする □ 興奮しすぎだが、"実は"体は非常に疲れている □ 活力の低下、疲労感、倦怠感、睡魔、だるさ、無気力、けだるい感じがする
精神的、感情的な体調	標準的な状態： □ 体調の回復 □ 補給され、充足した感覚 □ 高揚感 □ 気分が晴れやかになり、 □ はっきりする □ 思考回路が通常の状態に □ 戻る	普通ではない状態： □ 緩慢で怠惰、ぼうっとしている状態 □ 思考がすぐに、明確に働かない □ 興奮し過ぎて思考が働きすぎる □ 集中できない、集中が続かない □ 無関心、落ち込み、悲壮感 □ 不安、執着心、恐怖感、いらだち、短気、怒りっぽい etc.

食生活とエクササイズの記録　第8週 / 55日目

日付：＿＿＿＿＿＿＿＿

食生活とエクササイズの目標：＿＿＿＿＿＿＿＿＿＿＿＿＿＿＿＿

食事	食べた食品	追記事項
朝食		
昼食		
夕食		
おやつ/間食		

	エクササイズ	時間と回数、追記事項
バランスストレッチ		
体幹安定エクササイズ		
体軸エクササイズ		

洋服と同様に、ダイエットも個人に合わせてあるべきよ - ジョーン・リバーズ

食生活記録シート	□ 朝食　□ ランチ	□ 夕食
食後の心身の反応	**良い**	**悪い**
食欲満腹感 / 満足度甘いものへの欲求	食後は. . . □ 満腹、満足できる □ 甘いものへの欲求がない □ もっと食べたいと思わない □ すぐにはお腹が減らない □ 次の食事まで間食は □ いらない	食後は. . . □ 胃は膨れているが、まだ □ 空腹である □ 満足感がない、何か物足りないような感じがする □ 甘いものが食べたいと思う □ すぐにお腹がすいてしまう □ 間食が必要
体の活力、元気の度合	食事から得た活力の標準的な反応： □ 食後、活力が戻ってきた □ 満足でき、継続する"普通の"状態の体調	食事から得た活力が乏しい： □ 過度な活力、または活力が回復しない □ 興奮しすぎたり、落ち着かない、震え、緊張する、いそいそとする □ 興奮しすぎだが、"実は"体は非常に疲れている □ 活力の低下、疲労感、倦怠感、睡魔、だるさ、無気力、けだるい感じがする
精神的、感情的な体調	標準的な状態： □ 体調の回復 □ 補給され、充足した感覚 □ 高揚感 □ 気分が晴れやかになり、 □ はっきりする □ 思考回路が通常の状態に □ 戻る	普通ではない状態： □ 緩慢で怠惰、ぼうっとしている状態 □ 思考がすぐに、明確に働かない □ 興奮し過ぎて思考が働きすぎる □ 集中できない、集中が続かない □ 無関心、落ち込み、悲壮感 □ 不安、執着心、恐怖感、いらだち、短気、怒りっぽい etc.

食生活とエクササイズの記録　　第8週 / 56日目

日付：＿＿＿＿＿＿＿＿
食生活とエクササイズの目標：＿＿＿＿＿＿＿＿＿＿＿＿＿＿＿＿

食事	食べた食品	追記事項
朝食		
昼食		
夕食		
おやつ/間食		

	エクササイズ	時間と回数、追記事項
バランスストレッチ		
体幹安定エクササイズ		
体軸エクササイズ		

大切なのは、量ではなくて、質です - ルキウス・アンナエウス・セネカ

食生活記録シート	□ 朝食　□ ランチ　□ 夕食	
食後の心身の反応	**良い**	**悪い**
食欲満腹感 / 満足度甘いものへの欲求	食後は. . . □ 満腹、満足できる □ 甘いものへの欲求がない □ もっと食べたいと思わない □ すぐにはお腹が減らない □ 次の食事まで間食は □ いらない	食後は. . . □ 胃は膨れているが、まだ □ 空腹である □ 満足感がない、何か物足りないような感じがする □ 甘いものが食べたいと思う □ すぐにお腹がすいてしまう □ 間食が必要
体の活力、元気の度合	食事から得た活力の標準的な反応： □ 食後、活力が戻ってきた □ 満足でき、継続する"普通の"状態の体調	食事から得た活力が乏しい： □ 過度な活力、または活力が回復しない □ 興奮しすぎたり、落ち着かない、震え、緊張する、いそいそとする □ 興奮しすぎだが、"実は"体は非常に疲れている □ 活力の低下、疲労感、倦怠感、睡魔、だるさ、無気力、けだるい感じがする
精神的、感情的な体調	標準的な状態： □ 体調の回復 □ 補給され、充足した感覚 □ 高揚感 □ 気分が晴れやかになり、 □ はっきりする □ 思考回路が通常の状態に □ 戻る	普通ではない状態： □ 緩慢で怠惰、ぼうっとしている状態 □ 思考がすぐに、明確に働かない □ 興奮し過ぎて思考が働きすぎる □ 集中できない、集中が続かない □ 無関心、落ち込み、悲壮感 □ 不安、執着心、恐怖感、いらだち、短気、怒りっぽい etc.

食生活とエクササイズの記録　　第9週 / 57日目

日付：＿＿＿＿＿＿＿＿

食生活とエクササイズの目標：＿＿＿＿＿＿＿＿＿＿＿＿＿＿＿＿

食事	食べた食品	追記事項
朝食		
昼食		
夕食		
おやつ/間食		

	エクササイズ	時間と回数、追記事項
バランスストレッチ		
体幹安定エクササイズ		
体軸エクササイズ		

人生の中で恐れるものなの1つもありません、すべては理解されるものです。
そして私達の恐れがより小さくなるように、今、さらに理解を深めるときなのです
- マリー・キュリー

食生活記録シート	□ 朝食　□ ランチ	□ 夕食
食後の心身の反応	**良い**	**悪い**
食欲満腹感 / 満足度甘いものへの欲求	食後は. . . □ 満腹、満足できる □ 甘いものへの欲求がない □ もっと食べたいと思わない □ すぐにはお腹が減らない □ 次の食事まで間食は □ いらない	食後は. . . □ 胃は膨れているが、まだ □ 空腹である □ 満足感がない、何か物足りないような感じがする □ 甘いものが食べたいと思う □ すぐにお腹がすいてしまう □ 間食が必要
体の活力、元気の度合	食事から得た活力の標準的な反応： □ 食後、活力が戻ってきた □ 満足でき、継続する"普通の"状態の体調	食事から得た活力が乏しい： □ 過度な活力、または活力が回復しない □ 興奮しすぎたり、落ち着かない、震え、緊張する、いそいそとする □ 興奮しすぎだが、"実は"体は非常に疲れている □ 活力の低下、疲労感、倦怠感、睡魔、だるさ、無気力、けだるい感じがする
精神的、感情的な体調	標準的な状態： □ 体調の回復 □ 補給され、充足した感覚 □ 高揚感 □ 気分が晴れやかになり、 □ はっきりする □ 思考回路が通常の状態に □ 戻る	普通ではない状態： □ 緩慢で怠惰、ぼうっとしている状態 □ 思考がすぐに、明確に働かない □ 興奮し過ぎて思考が働きすぎる □ 集中できない、集中が続かない □ 無関心、落ち込み、悲壮感 □ 不安、執着心、恐怖感、いらだち、短気、怒りっぽい etc.

食生活とエクササイズの記録　　第9週 / 58日目

日付：＿＿＿＿＿＿＿＿

食生活とエクササイズの目標：＿＿＿＿＿＿＿＿＿＿＿＿＿＿＿＿

食事	食べた食品	追記事項
朝食		
昼食		
夕食		
おやつ/間食		

	エクササイズ	時間と回数、追記事項
バランスストレッチ		
体幹安定エクササイズ		
体軸エクササイズ		

物事に対する「姿勢」とはちっぽけな事ではありながら
大きな違いを生み出すものだ　-　ウィンストン・チャーチル

食生活記録シート	□ 朝食 □ ランチ □ 夕食	
食後の心身の反応	**良い**	**悪い**
食欲満腹感 / 満足度甘いものへの欲求	食後は. . . □ 満腹、満足できる □ 甘いものへの欲求がない □ もっと食べたいと思わない □ すぐにはお腹が減らない □ 次の食事まで間食は □ いらない	食後は. . . □ 胃は膨れているが、まだ □ 空腹である □ 満足感がない、何か物足りないような感じがする □ 甘いものが食べたいと思う □ すぐにお腹がすいてしまう □ 間食が必要
体の活力、元気の度合	食事から得た活力の標準的な反応： □ 食後、活力が戻ってきた □ 満足でき、継続する"普通の"状態の体調	食事から得た活力が乏しい： □ 過度な活力、または活力が回復しない □ 興奮しすぎたり、落ち着かない、震え、緊張する、いそいそとする □ 興奮しすぎだが、"実は"体は非常に疲れている □ 活力の低下、疲労感、倦怠感、睡魔、だるさ、無気力、けだるい感じがする
精神的、感情的な体調	標準的な状態： □ 体調の回復 □ 補給され、充足した感覚 □ 高揚感 □ 気分が晴れやかになり、 □ はっきりする □ 思考回路が通常の状態に □ 戻る	普通ではない状態： □ 緩慢で怠惰、ぼうっとしている状態 □ 思考がすぐに、明確に働かない □ 興奮し過ぎて思考が働きすぎる □ 集中できない、集中が続かない □ 無関心、落ち込み、悲壮感 □ 不安、執着心、恐怖感、いらだち、短気、怒りっぽい etc.

食生活とエクササイズの記録　　第5週 / 59日目

日付：

食生活とエクササイズの目標：

食事	食べた食品	追記事項
朝食		
昼食		
夕食		
おやつ/間食		

	エクササイズ	時間と回数、追記事項
バランスストレッチ		
体幹安定エクササイズ		
体軸エクササイズ		

未来を切り開く人には、現実に形になってくる前にその可能性が見える -ジョン・スカリー

食生活記録シート	□ 朝食　□ ランチ	□ 夕食
食後の心身の反応	**良い**	**悪い**
食欲満腹感 / 満足度甘いものへの欲求	食後は. . . □ 満腹、満足できる □ 甘いものへの欲求がない □ もっと食べたいと思わない □ すぐにはお腹が減らない □ 次の食事まで間食は □ いらない	食後は. . . □ 胃は膨れているが、まだ □ 空腹である □ 満足感がない、何か物足りないような感じがする □ 甘いものが食べたいと思う □ すぐにお腹がすいてしまう □ 間食が必要
体の活力、元気の度合	食事から得た活力の標準的な反応： □ 食後、活力が戻ってきた □ 満足でき、継続する"普通の"状態の体調	食事から得た活力が乏しい： □ 過度な活力、または活力が回復しない □ 興奮しすぎたり、落ち着かない、震え、緊張する、いそいそとする □ 興奮しすぎだが、"実は"体は非常に疲れている □ 活力の低下、疲労感、倦怠感、睡魔、だるさ、無気力、けだるい感じがする
精神的、感情的な体調	標準的な状態： □ 体調の回復 □ 補給され、充足した感覚 □ 高揚感 □ 気分が晴れやかになり、 □ はっきりする □ 思考回路が通常の状態に □ 戻る	普通ではない状態： □ 緩慢で怠惰、ぼうっとしている状態 □ 思考がすぐに、明確に働かない □ 興奮し過ぎて思考が働きすぎる □ 集中できない、集中が続かない □ 無関心、落ち込み、悲壮感 □ 不安、執着心、恐怖感、いらだち、短気、怒りっぽい etc.

食生活とエクササイズの記録　　第9週 / 60日目

日付：__________

食生活とエクササイズの目標：__________

食事	食べた食品	追記事項
朝食		
昼食		
夕食		
おやつ/間食		

	エクササイズ	時間と回数、追記事項
バランスストレッチ		
体幹安定エクササイズ		
体軸エクササイズ		

人を知る者は智、自ら知る者は明なり – 老子

食生活記録シート	ロ　朝食　ロ ランチ	ロ 夕食
食後の心身の反応	**良い**	**悪い**
食欲満腹感 / 満足度甘いものへの欲求	食後は. . . □　満腹、満足できる □　甘いものへの欲求がない □　もっと食べたいと思わない □　すぐにはお腹が減らない □　次の食事まで間食は □　いらない	食後は. . . □　胃は膨れているが、まだ □　空腹である □　満足感がない、何か物足りないような感じがする □　甘いものが食べたいと思う □　すぐにお腹がすいてしまう □　間食が必要
体の活力、元気の度合	食事から得た活力の標準的な反応： □　食後、活力が戻ってきた □　満足でき、継続する"普通の"状態の体調	食事から得た活力が乏しい： □　過度な活力、または活力が回復しない □　興奮しすぎたり、落ち着かない、震え、緊張する、いそいそとする □　興奮しすぎだが、"実は"体は非常に疲れている □　活力の低下、疲労感、倦怠感、睡魔、だるさ、無気力、けだるい感じがする
精神的、感情的な体調	標準的な状態： □　体調の回復 □　補給され、充足した感覚 □　高揚感 □　気分が晴れやかになり、 □　はっきりする □　思考回路が通常の状態に □　戻る	普通ではない状態： □　緩慢で怠惰、ぼうっとしている状態 □　思考がすぐに、明確に働かない □　興奮し過ぎて思考が働きすぎる □　集中できない、集中が続かない □　無関心、落ち込み、悲壮感 □　不安、執着心、恐怖感、いらだち、短気、怒りっぽい etc.

食生活とエクササイズの記録　　第9週 / 61日目

日付：＿＿＿＿＿＿＿＿

食生活とエクササイズの目標：＿＿＿＿＿＿＿＿

食事	食べた食品	追記事項
朝食		
昼食		
夕食		
おやつ/間食		

	エクササイズ	時間と回数、追記事項
バランスストレッチ		
体幹安定エクササイズ		
体軸エクササイズ		

私たちはみな、ある特別な理由でここにいる。自分の過去の囚人となるのを止めなさい。
自分の未来の建築家となりなさい - ロビン・シャーマ

食生活記録シート　　□ 朝食　□ ランチ　□ 夕食		
食後の心身の反応	**良い**	**悪い**
食欲満腹感 / 満足度甘いものへの欲求	食後は. . . □ 満腹、満足できる □ 甘いものへの欲求がない □ もっと食べたいと思わない □ すぐにはお腹が減らない □ 次の食事まで間食は □ いらない	食後は. . . □ 胃は膨れているが、まだ □ 空腹である □ 満足感がない、何か物足りないような感じがする □ 甘いものが食べたいと思う □ すぐにお腹がすいてしまう □ 間食が必要
体の活力、元気の度合	食事から得た活力の標準的な反応： □ 食後、活力が戻ってきた □ 満足でき、継続する"普通の"状態の体調	食事から得た活力が乏しい： □ 過度な活力、または活力が回復しない □ 興奮しすぎたり、落ち着かない、震え、緊張する、いそいそとする □ 興奮しすぎだが、"実は"体は非常に疲れている □ 活力の低下、疲労感、倦怠感、睡魔、だるさ、無気力、けだるい感じがする
精神的、感情的な体調	標準的な状態： □ 体調の回復 □ 補給され、充足した感覚 □ 高揚感 □ 気分が晴れやかになり、 □ はっきりする □ 思考回路が通常の状態に □ 戻る	普通ではない状態： □ 緩慢で怠惰、ぼうっとしている状態 □ 思考がすぐに、明確に働かない □ 興奮し過ぎて思考が働きすぎる □ 集中できない、集中が続かない □ 無関心、落ち込み、悲壮感 □ 不安、執着心、恐怖感、いらだち、短気、怒りっぽい etc.

食生活とエクササイズの記録

第9週 / 62日目

日付：＿＿＿＿＿＿＿＿

食生活とエクササイズの目標：＿＿＿＿＿＿＿＿

食事	食べた食品	追記事項
朝食		
昼食		
夕食		
おやつ/間食		

	エクササイズ	時間と回数、追記事項
バランスストレッチ		
体幹安定エクササイズ		
体軸エクササイズ		

人は人生の意味とは何であるかを問うべきではない。むしろ自分が人生に問われていると理解すべきである。
一言で言えば、すべての人は人生に問われているのだ - ヴィクトール・フランクル

食生活記録シート	□ 朝食　□ ランチ	□ 夕食
食後の心身の反応	**良い**	**悪い**
食欲満腹感 / 満足度甘いものへの欲求	食後は. . . □ 満腹、満足できる □ 甘いものへの欲求がない □ もっと食べたいと思わない □ すぐにはお腹が減らない □ 次の食事まで間食は □ いらない	食後は. . . □ 胃は膨れているが、まだ □ 空腹である □ 満足感がない、何か物足りないような感じがする □ 甘いものが食べたいと思う □ すぐにお腹がすいてしまう □ 間食が必要
体の活力、元気の度合	食事から得た活力の標準的な反応： □ 食後、活力が戻ってきた □ 満足でき、継続する“普通の”状態の体調	食事から得た活力が乏しい： □ 過度な活力、または活力が回復しない □ 興奮しすぎたり、落ち着かない、震え、緊張する、いそいそとする □ 興奮しすぎだが、“実は”体は非常に疲れている □ 活力の低下、疲労感、倦怠感、睡魔、だるさ、無気力、けだるい感じがする
精神的、感情的な体調	標準的な状態： □ 体調の回復 □ 補給され、充足した感覚 □ 高揚感 □ 気分が晴れやかになり、 □ はっきりする □ 思考回路が通常の状態に □ 戻る	普通ではない状態： □ 緩慢で怠惰、ぼうっとしている状態 □ 思考がすぐに、明確に働かない □ 興奮し過ぎて思考が働きすぎる □ 集中できない、集中が続かない □ 無関心、落ち込み、悲壮感 □ 不安、執着心、恐怖感、いらだち、短気、怒りっぽい etc.

食生活とエクササイズの記録　　第9週 / 63日目

日付：

食生活とエクササイズの目標：

食事	食べた食品	追記事項
朝食		
昼食		
夕食		
おやつ/間食		

	エクササイズ	時間と回数、追記事項
バランスストレッチ		
体幹安定エクササイズ		
体軸エクササイズ		

勇気とは、恐怖に対する抵抗であり、恐怖の克服である。
だが、恐怖心がないわけではない-マーク・トゥエイン

食生活記録シート	□ 朝食　□ ランチ　□ 夕食	
食後の心身の反応	**良い**	**悪い**
食欲満腹感 / 満足度甘いものへの欲求	食後は. . . □ 満腹、満足できる □ 甘いものへの欲求がない □ もっと食べたいと思わない □ すぐにはお腹が減らない □ 次の食事まで間食は □ いらない	食後は. . . □ 胃は膨れているが、まだ □ 空腹である □ 満足感がない、何か物足りないような感じがする □ 甘いものが食べたいと思う □ すぐにお腹がすいてしまう □ 間食が必要
体の活力、元気の度合	食事から得た活力の標準的な反応： □ 食後、活力が戻ってきた □ 満足でき、継続する“普通の”状態の体調	食事から得た活力が乏しい： □ 過度な活力、または活力が回復しない □ 興奮しすぎたり、落ち着かない、震え、緊張する、いそいそとする □ 興奮しすぎだが、“実は”体は非常に疲れている □ 活力の低下、疲労感、倦怠感、睡魔、だるさ、無気力、けだるい感じがする
精神的、感情的な体調	標準的な状態： □ 体調の回復 □ 補給され、充足した感覚 □ 高揚感 □ 気分が晴れやかになり、 □ はっきりする □ 思考回路が通常の状態に □ 戻る	普通ではない状態： □ 緩慢で怠惰、ぼうっとしている状態 □ 思考がすぐに、明確に働かない □ 興奮し過ぎて思考が働きすぎる □ 集中できない、集中が続かない □ 無関心、落ち込み、悲壮感 □ 不安、執着心、恐怖感、いらだち、短気、怒りっぽい etc.

食生活とエクササイズの記録　　第10週 / 64日目

日付：＿＿＿＿＿＿＿＿

食生活とエクササイズの目標：＿＿＿＿＿＿＿＿＿＿＿＿＿＿＿＿

食事	食べた食品	追記事項
朝食		
昼食		
夕食		
おやつ/間食		

	エクササイズ	時間と回数、追記事項
バランスストレッチ		
体幹安定エクササイズ		
体軸エクササイズ		

"箱の中に入っているものは分からないけど、嬉しい気分だ。
まだ開けていないプレゼントには、希望がいっぱい詰まっているからね" - ジャロッド・キンツ

食生活記録シート	□ 朝食　□ ランチ　□ 夕食	
食後の心身の反応	**良い**	**悪い**
食欲満腹感 / 満足度甘いものへの欲求	食後は. . . □ 満腹、満足できる □ 甘いものへの欲求がない □ もっと食べたいと思わない □ すぐにはお腹が減らない □ 次の食事まで間食は □ いらない	食後は. . . □ 胃は膨れているが、まだ □ 空腹である □ 満足感がない、何か物足りないような感じがする □ 甘いものが食べたいと思う □ すぐにお腹がすいてしまう □ 間食が必要
体の活力、元気の度合	食事から得た活力の標準的な反応： □ 食後、活力が戻ってきた □ 満足でき、継続する"普通の"状態の体調	食事から得た活力が乏しい： □ 過度な活力、または活力が回復しない □ 興奮しすぎたり、落ち着かない、震え、緊張する、いそいそとする □ 興奮しすぎだが、"実は"体は非常に疲れている □ 活力の低下、疲労感、倦怠感、睡魔、だるさ、無気力、けだるい感じがする
精神的、感情的な体調	標準的な状態： □ 体調の回復 □ 補給され、充足した感覚 □ 高揚感 □ 気分が晴れやかになり、 □ はっきりする □ 思考回路が通常の状態に □ 戻る	普通ではない状態： □ 緩慢で怠惰、ぼうっとしている状態 □ 思考がすぐに、明確に働かない □ 興奮し過ぎて思考が働きすぎる □ 集中できない、集中が続かない □ 無関心、落ち込み、悲壮感 □ 不安、執着心、恐怖感、いらだち、短気、怒りっぽい etc.

食生活とエクササイズの記録　第10週 / 65日目

日付：＿＿＿＿＿＿

食生活とエクササイズの目標：＿＿＿＿＿＿

食事	食べた食品	追記事項
朝食		
昼食		
夕食		
おやつ/間食		

	エクササイズ	時間と回数、追記事項
バランスストレッチ		
体幹安定エクササイズ		
体軸エクササイズ		

勇気とは大げさなことではなく、一日の終わりに、「また明日もう一度頑張ってみよう」と言う、静かな声なのです - メアリー・アン・ラッドマッハー

食生活記録シート　　□ 朝食　□ ランチ　□ 夕食		
食後の心身の反応	**良い**	**悪い**
食欲満腹感 / 満足度甘いものへの欲求	食後は. . . □ 満腹、満足できる □ 甘いものへの欲求がない □ もっと食べたいと思わない □ すぐにはお腹が減らない □ 次の食事まで間食は □ いらない	食後は. . . □ 胃は膨れているが、まだ空腹である □ 満足感がない、何か物足りないような感じがする □ 甘いものが食べたいと思う □ すぐにお腹がすいてしまう □ 間食が必要
体の活力、元気の度合	食事から得た活力の標準的な反応： □ 食後、活力が戻ってきた □ 満足でき、継続する“普通の”状態の体調	食事から得た活力が乏しい： □ 過度な活力、または活力が回復しない □ 興奮しすぎたり、落ち着かない、震え、緊張する、いそいそとする □ 興奮しすぎだが、“実は”体は非常に疲れている □ 活力の低下、疲労感、倦怠感、睡魔、だるさ、無気力、けだるい感じがする
精神的、感情的な体調	標準的な状態： □ 体調の回復 □ 補給され、充足した感覚 □ 高揚感 □ 気分が晴れやかになり、 □ はっきりする □ 思考回路が通常の状態に □ 戻る	普通ではない状態： □ 緩慢で怠惰、ぼうっとしている状態 □ 思考がすぐに、明確に働かない □ 興奮し過ぎて思考が働きすぎる □ 集中できない、集中が続かない □ 無関心、落ち込み、悲壮感 □ 不安、執着心、恐怖感、いらだち、短気、怒りっぽい etc.

食生活とエクササイズの記録　第10週 / 66日目

日付：＿＿＿＿＿＿＿＿＿＿
食生活とエクササイズの目標：＿＿＿＿＿＿＿＿＿＿＿＿＿＿＿＿＿＿

食事	食べた食品	追記事項
朝食		
昼食		
夕食		
おやつ/間食		

	エクササイズ	時間と回数、追記事項
バランスストレッチ		
体幹安定エクササイズ		
体軸エクササイズ		

いかなる変化も、例えそれがいい方向の変化でさえも、
欠点や不便というものはつきまとうものです - アーノルド・ベネット

食生活記録シート　□ 朝食　□ ランチ　□ 夕食		
食後の心身の反応	**良い**	**悪い**
食欲満腹感 / 満足度甘いものへの欲求	食後は. . . □ 満腹、満足できる □ 甘いものへの欲求がない □ もっと食べたいと思わない □ すぐにはお腹が減らない □ 次の食事まで間食は □ いらない	食後は. . . □ 胃は膨れているが、まだ □ 空腹である □ 満足感がない、何か物足りないような感じがする □ 甘いものが食べたいと思う □ すぐにお腹がすいてしまう □ 間食が必要
体の活力、元気の度合	食事から得た活力の標準的な反応： □ 食後、活力が戻ってきた □ 満足でき、継続する"普通の"状態の体調	食事から得た活力が乏しい： □ 過度な活力、または活力が回復しない □ 興奮しすぎたり、落ち着かない、震え、緊張する、いそいそとする □ 興奮しすぎだが、"実は"体は非常に疲れている □ 活力の低下、疲労感、倦怠感、睡魔、だるさ、無気力、けだるい感じがする
精神的、感情的な体調	標準的な状態： □ 体調の回復 □ 補給され、充足した感覚 □ 高揚感 □ 気分が晴れやかになり、 □ はっきりする □ 思考回路が通常の状態に □ 戻る	普通ではない状態： □ 緩慢で怠惰、ぼうっとしている状態 □ 思考がすぐに、明確に働かない □ 興奮し過ぎて思考が働きすぎる □ 集中できない、集中が続かない □ 無関心、落ち込み、悲壮感 □ 不安、執着心、恐怖感、いらだち、短気、怒りっぽい etc.

食生活とエクササイズの記録　　第10週 / 67日目

日付：＿＿＿＿＿＿＿＿

食生活とエクササイズの目標：＿＿＿＿＿＿＿＿＿＿＿＿＿＿＿＿

食事	食べた食品	追記事項
朝食		
昼食		
夕食		
おやつ/間食		

	エクササイズ	時間と回数、追記事項
バランスストレッチ		
体幹安定エクササイズ		
体軸エクササイズ		

"練習してる時間がいつも大嫌いだったけれど、俺は自分に
「続けろ。今苦しんで、残りの人生をチャンピオンとして生きろ」と言い続けた" - ムハメド・アリ

食生活記録シート	□ 朝食 □ ランチ	□ 夕食
食後の心身の反応	**良い**	**悪い**
食欲満腹感 / 満足度甘いものへの欲求	食後は. . . □ 満腹、満足できる □ 甘いものへの欲求がない □ もっと食べたいと思わない □ すぐにはお腹が減らない □ 次の食事まで間食は □ いらない	食後は. . . □ 胃は膨れているが、まだ □ 空腹である □ 満足感がない、何か物足りないような感じがする □ 甘いものが食べたいと思う □ すぐにお腹がすいてしまう □ 間食が必要
体の活力、元気の度合	食事から得た活力の標準的な反応： □ 食後、活力が戻ってきた □ 満足でき、継続する"普通の"状態の体調	食事から得た活力が乏しい： □ 過度な活力、または活力が回復しない □ 興奮しすぎたり、落ち着かない、震え、緊張する、いそいそとする □ 興奮しすぎだが、"実は"体は非常に疲れている □ 活力の低下、疲労感、倦怠感、睡魔、だるさ、無気力、けだるい感じがする
精神的、感情的な体調	標準的な状態： □ 体調の回復 □ 補給され、充足した感覚 □ 高揚感 □ 気分が晴れやかになり、 □ はっきりする □ 思考回路が通常の状態に □ 戻る	普通ではない状態： □ 緩慢で怠惰、ぼうっとしている状態 □ 思考がすぐに、明確に働かない □ 興奮し過ぎて思考が働きすぎる □ 集中できない、集中が続かない □ 無関心、落ち込み、悲壮感 □ 不安、執着心、恐怖感、いらだち、短気、怒りっぽい etc.

食生活とエクササイズの記録

第10週 / 68日目

日付：

食生活とエクササイズの目標：

食事	食べた食品	追記事項
朝食		
昼食		
夕食		
おやつ/間食		

	エクササイズ	時間と回数、追記事項
バランスストレッチ		
体幹安定エクササイズ		
体軸エクササイズ		

悪い日には、いつも2つの共通点がある：どうすれば改善するかが分かっていて、
それを何らかの理由で実行しようとしなかった点だ。 - トム・ビン

食生活記録シート	□ 朝食　□ ランチ	□ 夕食
食後の心身の反応	**良い**	**悪い**
食欲満腹感 / 満足度甘いものへの欲求	食後は. . . □ 満腹、満足できる □ 甘いものへの欲求がない □ もっと食べたいと思わない □ すぐにはお腹が減らない □ 次の食事まで間食は □ いらない	食後は. . . □ 胃は膨れているが、まだ □ 空腹である □ 満足感がない、何か物足りないような感じがする □ 甘いものが食べたいと思う □ すぐにお腹がすいてしまう □ 間食が必要
体の活力、元気の度合	食事から得た活力の標準的な反応： □ 食後、活力が戻ってきた □ 満足でき、継続する"普通の"状態の体調	食事から得た活力が乏しい： □ 過度な活力、または活力が回復しない □ 興奮しすぎたり、落ち着かない、震え、緊張する、いそいそとする □ 興奮しすぎだが、"実は"体は非常に疲れている □ 活力の低下、疲労感、倦怠感、睡魔、だるさ、無気力、けだるい感じがする
精神的、感情的な体調	標準的な状態： □ 体調の回復 □ 補給され、充足した感覚 □ 高揚感 □ 気分が晴れやかになり、 □ はっきりする □ 思考回路が通常の状態に □ 戻る	普通ではない状態： □ 緩慢で怠惰、ぼうっとしている状態 □ 思考がすぐに、明確に働かない □ 興奮し過ぎて思考が働きすぎる □ 集中できない、集中が続かない □ 無関心、落ち込み、悲壮感 □ 不安、執着心、恐怖感、いらだち、短気、怒りっぽい etc.

食生活とエクササイズの記録　　第10週 / 69日目

日付：＿＿＿＿＿＿＿＿
食生活とエクササイズの目標：＿＿＿＿＿＿＿＿＿＿＿＿＿＿＿＿

食事	食べた食品	追記事項
朝食		
昼食		
夕食		
おやつ/間食		

	エクササイズ	時間と回数、追記事項
バランスストレッチ		
体幹安定エクササイズ		
体軸エクササイズ		

痛みは避けがたいが、苦しみは考え方次第 - 匿名

食生活記録シート　□ 朝食　□ ランチ　□ 夕食		
食後の心身の反応	**良い**	**悪い**
食欲満腹感 / 満足度甘いものへの欲求	食後は. . . □ 満腹、満足できる □ 甘いものへの欲求がない □ もっと食べたいと思わない □ すぐにはお腹が減らない □ 次の食事まで間食は □ いらない	食後は. . . □ 胃は膨れているが、まだ □ 空腹である □ 満足感がない、何か物足りないような感じがする □ 甘いものが食べたいと思う □ すぐにお腹がすいてしまう □ 間食が必要
体の活力、元気の度合	食事から得た活力の標準的な反応： □ 食後、活力が戻ってきた □ 満足でき、継続する“普通の”状態の体調	食事から得た活力が乏しい： □ 過度な活力、または活力が回復しない □ 興奮しすぎたり、落ち着かない、震え、緊張する、いそいそとする □ 興奮しすぎだが、“実は”体は非常に疲れている □ 活力の低下、疲労感、倦怠感、睡魔、だるさ、無気力、けだるい感じがする
精神的、感情的な体調	標準的な状態： □ 体調の回復 □ 補給され、充足した感覚 □ 高揚感 □ 気分が晴れやかになり、 □ はっきりする □ 思考回路が通常の状態に □ 戻る	普通ではない状態： □ 緩慢で怠惰、ぼうっとしている状態 □ 思考がすぐに、明確に働かない □ 興奮し過ぎて思考が働きすぎる □ 集中できない、集中が続かない □ 無関心、落ち込み、悲壮感 □ 不安、執着心、恐怖感、いらだち、短気、怒りっぽい etc.

食生活とエクササイズの記録　　第10週 / 70日目

日付：＿＿＿＿＿＿＿＿

食生活とエクササイズの目標：＿＿＿＿＿＿＿＿

食事	食べた食品	追記事項
朝食		
昼食		
夕食		
おやつ/間食		

	エクササイズ	時間と回数、追記事項
バランスストレッチ		
体幹安定エクササイズ		
体軸エクササイズ		

目の前の恐怖に真っ向から立ち向かう経験をするたび、
あなたは強さと勇気と自信を身につけることができるのです-エレノア ・ルーズベルト

食生活記録シート	□ 朝食　□ ランチ　□ 夕食	
食後の心身の反応	**良い**	**悪い**
食欲満腹感 / 満足度甘いものへの欲求	食後は. . . □ 満腹、満足できる □ 甘いものへの欲求がない □ もっと食べたいと思わない □ すぐにはお腹が減らない □ 次の食事まで間食は □ いらない	食後は. . . □ 胃は膨れているが、まだ □ 空腹である □ 満足感がない、何か物足りないような感じがする □ 甘いものが食べたいと思う □ すぐにお腹がすいてしまう □ 間食が必要
体の活力、元気の度合	食事から得た活力の標準的な反応： □ 食後、活力が戻ってきた □ 満足でき、継続する“普通の”状態の体調	食事から得た活力が乏しい： □ 過度な活力、または活力が回復しない □ 興奮しすぎたり、落ち着かない、震え、緊張する、いそいそとする □ 興奮しすぎだが、“実は”体は非常に疲れている □ 活力の低下、疲労感、倦怠感、睡魔、だるさ、無気力、けだるい感じがする
精神的、感情的な体調	標準的な状態： □ 体調の回復 □ 補給され、充足した感覚 □ 高揚感 □ 気分が晴れやかになり、 □ はっきりする □ 思考回路が通常の状態に □ 戻る	普通ではない状態： □ 緩慢で怠惰、ぼうっとしている状態 □ 思考がすぐに、明確に働かない □ 興奮し過ぎて思考が働きすぎる □ 集中できない、集中が続かない □ 無関心、落ち込み、悲壮感 □ 不安、執着心、恐怖感、いらだち、短気、怒りっぽい etc.

食生活とエクササイズの記録　　第11週 / 71日目

日付：＿＿＿＿＿＿＿＿
食生活とエクササイズの目標：＿＿＿＿＿＿＿＿＿＿＿＿＿＿＿＿

食事	食べた食品	追記事項
朝食		
昼食		
夕食		
おやつ/間食		

	エクササイズ	時間と回数、追記事項
バランスストレッチ		
体幹安定エクササイズ		
体軸エクササイズ		

あなたが恐れている事を毎日1つ実行しましょう - エレノア ・ルーズベルト

食生活記録シート	□ 朝食　□ ランチ	□ 夕食
食後の心身の反応	**良い**	**悪い**
食欲満腹感 / 満足度甘いものへの欲求	食後は. . . □ 満腹、満足できる □ 甘いものへの欲求がない □ もっと食べたいと思わない □ すぐにはお腹が減らない □ 次の食事まで間食は □ いらない	食後は. . . □ 胃は膨れているが、まだ □ 空腹である □ 満足感がない、何か物足りないような感じがする □ 甘いものが食べたいと思う □ すぐにお腹がすいてしまう □ 間食が必要
体の活力、元気の度合	食事から得た活力の標準的な反応： □ 食後、活力が戻ってきた □ 満足でき、継続する“普通の”状態の体調	食事から得た活力が乏しい： □ 過度な活力、または活力が回復しない □ 興奮しすぎたり、落ち着かない、震え、緊張する、いそいそとする □ 興奮しすぎだが、“実は”体は非常に疲れている □ 活力の低下、疲労感、倦怠感、睡魔、だるさ、無気力、けだるい感じがする
精神的、感情的な体調	標準的な状態： □ 体調の回復 □ 補給され、充足した感覚 □ 高揚感 □ 気分が晴れやかになり、 □ はっきりする □ 思考回路が通常の状態に □ 戻る	普通ではない状態： □ 緩慢で怠惰、ぼうっとしている状態 □ 思考がすぐに、明確に働かない □ 興奮し過ぎて思考が働きすぎる □ 集中できない、集中が続かない □ 無関心、落ち込み、悲壮感 □ 不安、執着心、恐怖感、いらだち、短気、怒りっぽい etc.

食生活とエクササイズの記録　　第11週 / 72日目

日付：＿＿＿＿＿＿＿＿
食生活とエクササイズの目標：＿＿＿＿＿＿＿＿

食事	食べた食品	追記事項
朝食		
昼食		
夕食		
おやつ/間食		

	エクササイズ	時間と回数、追記事項
バランスストレッチ		
体幹安定エクササイズ		
体軸エクササイズ		

痛みは一瞬のものだが、断念してしまったという悔いは一生残る　- ランス・アームストロング

食生活記録シート	□ 朝食　□ ランチ　□ 夕食	
食後の心身の反応	**良い**	**悪い**
食欲満腹感 / 満足度甘いものへの欲求	食後は. . . □ 満腹、満足できる □ 甘いものへの欲求がない □ もっと食べたいと思わない □ すぐにはお腹が減らない □ 次の食事まで間食は □ いらない	食後は. . . □ 胃は膨れているが、まだ □ 空腹である □ 満足感がない、何か物足りないような感じがする □ 甘いものが食べたいと思う □ すぐにお腹がすいてしまう □ 間食が必要
体の活力、元気の度合	食事から得た活力の標準的な反応： □ 食後、活力が戻ってきた □ 満足でき、継続する"普通の"状態の体調	食事から得た活力が乏しい： □ 過度な活力、または活力が回復しない □ 興奮しすぎたり、落ち着かない、震え、緊張する、いそいそとする □ 興奮しすぎだが、"実は"体は非常に疲れている □ 活力の低下、疲労感、倦怠感、睡魔、だるさ、無気力、けだるい感じがする
精神的、感情的な体調	標準的な状態： □ 体調の回復 □ 補給され、充足した感覚 □ 高揚感 □ 気分が晴れやかになり、 □ はっきりする □ 思考回路が通常の状態に □ 戻る	普通ではない状態： □ 緩慢で怠惰、ぼうっとしている状態 □ 思考がすぐに、明確に働かない □ 興奮し過ぎて思考が働きすぎる □ 集中できない、集中が続かない □ 無関心、落ち込み、悲壮感 □ 不安、執着心、恐怖感、いらだち、短気、怒りっぽい etc.

食生活とエクササイズの記録　第11週 / 73日目

日付：＿＿＿＿＿＿＿＿

食生活とエクササイズの目標：＿＿＿＿＿＿＿＿

食事	食べた食品	追記事項
朝食		
昼食		
夕食		
おやつ/間食		

	エクササイズ	時間と回数、追記事項
バランスストレッチ		
体幹安定エクササイズ		
体軸エクササイズ		

あなたの行動が差異を作ります。
ですから何に差をつけたいのかを決めねばなりません - ジェーン・グドール

食生活記録シート　□ 朝食　□ ランチ　□ 夕食		
食後の心身の反応	**良い**	**悪い**
食欲満腹感 / 満足度甘いものへの欲求	食後は. . . □ 満腹、満足できる □ 甘いものへの欲求がない □ もっと食べたいと思わない □ すぐにはお腹が減らない □ 次の食事まで間食は □ いらない	食後は. . . □ 胃は膨れているが、まだ空腹である □ 満足感がない、何か物足りないような感じがする □ 甘いものが食べたいと思う □ すぐにお腹がすいてしまう □ 間食が必要
体の活力、元気の度合	食事から得た活力の標準的な反応： □ 食後、活力が戻ってきた □ 満足でき、継続する“普通の”状態の体調	食事から得た活力が乏しい： □ 過度な活力、または活力が回復しない □ 興奮しすぎたり、落ち着かない、震え、緊張する、いそいそとする □ 興奮しすぎだが、“実は”体は非常に疲れている □ 活力の低下、疲労感、倦怠感、睡魔、だるさ、無気力、けだるい感じがする
精神的、感情的な体調	標準的な状態： □ 体調の回復 □ 補給され、充足した感覚 □ 高揚感 □ 気分が晴れやかになり、 □ はっきりする □ 思考回路が通常の状態に □ 戻る	普通ではない状態： □ 緩慢で怠惰、ぼうっとしている状態 □ 思考がすぐに、明確に働かない □ 興奮し過ぎて思考が働きすぎる □ 集中できない、集中が続かない □ 無関心、落ち込み、悲壮感 □ 不安、執着心、恐怖感、いらだち、短気、怒りっぽい etc.

食生活とエクササイズの記録　第11週 / 74日目

日付：＿＿＿＿＿＿＿＿
食生活とエクササイズの目標：＿＿＿＿＿＿＿＿＿＿＿＿＿＿＿＿

食事	食べた食品	追記事項
朝食		
昼食		
夕食		
おやつ/間食		

	エクササイズ	時間と回数、追記事項
バランスストレッチ		
体幹安定エクササイズ		
体軸エクササイズ		

貴方は自分がどういう者か分かっていますか？ 問う必要はない。 行動せよ！
行動が貴方を描写し定義付けてくれる - トーマス・ジェファーソン

食生活記録シート　　□ 朝食　□ ランチ　□ 夕食		
食後の心身の反応	**良い**	**悪い**
食欲満腹感 / 満足度甘いものへの欲求	食後は. . . □ 満腹、満足できる □ 甘いものへの欲求がない □ もっと食べたいと思わない □ すぐにはお腹が減らない □ 次の食事まで間食は □ いらない	食後は. . . □ 胃は膨れているが、まだ □ 空腹である □ 満足感がない、何か物足りないような感じがする □ 甘いものが食べたいと思う □ すぐにお腹がすいてしまう □ 間食が必要
体の活力、元気の度合	食事から得た活力の標準的な反応： □ 食後、活力が戻ってきた □ 満足でき、継続する“普通の”状態の体調	食事から得た活力が乏しい： □ 過度な活力、または活力が回復しない □ 興奮しすぎたり、落ち着かない、震え、緊張する、いそいそとする □ 興奮しすぎだが、“実は”体は非常に疲れている □ 活力の低下、疲労感、倦怠感、睡魔、だるさ、無気力、けだるい感じがする
精神的、感情的な体調	標準的な状態： □ 体調の回復 □ 補給され、充足した感覚 □ 高揚感 □ 気分が晴れやかになり、 □ はっきりする □ 思考回路が通常の状態に □ 戻る	普通ではない状態： □ 緩慢で怠惰、ぼうっとしている状態 □ 思考がすぐに、明確に働かない □ 興奮し過ぎて思考が働きすぎる □ 集中できない、集中が続かない □ 無関心、落ち込み、悲壮感 □ 不安、執着心、恐怖感、いらだち、短気、怒りっぽい etc.

食生活とエクササイズの記録　　第11週 / 75日目

日付：＿＿＿＿＿＿

食生活とエクササイズの目標：＿＿＿＿＿＿

食事	食べた食品	追記事項
朝食		
昼食		
夕食		
おやつ/間食		

	エクササイズ	時間と回数、追記事項
バランスストレッチ		
体幹安定エクササイズ		
体軸エクササイズ		

笑いのない一日。それは無駄な一日 - チャールズ・チャップリン

食生活記録シート　　□ 朝食　□ ランチ　□ 夕食		
食後の心身の反応	**良い**	**悪い**
食欲満腹感 / 満足度甘いものへの欲求	食後は. . . □ 満腹、満足できる □ 甘いものへの欲求がない □ もっと食べたいと思わない □ すぐにはお腹が減らない □ 次の食事まで間食は □ いらない	食後は. . . □ 胃は膨れているが、まだ □ 空腹である □ 満足感がない、何か物足りないような感じがする □ 甘いものが食べたいと思う □ すぐにお腹がすいてしまう □ 間食が必要
体の活力、元気の度合	食事から得た活力の標準的な反応： □ 食後、活力が戻ってきた □ 満足でき、継続する“普通の”状態の体調	食事から得た活力が乏しい： □ 過度な活力、または活力が回復しない □ 興奮しすぎたり、落ち着かない、震え、緊張する、いそいそとする □ 興奮しすぎだが、“実は”体は非常に疲れている □ 活力の低下、疲労感、倦怠感、睡魔、だるさ、無気力、けだるい感じがする
精神的、感情的な体調	標準的な状態： □ 体調の回復 □ 補給され、充足した感覚 □ 高揚感 □ 気分が晴れやかになり、 □ はっきりする □ 思考回路が通常の状態に □ 戻る	普通ではない状態： □ 緩慢で怠惰、ぼうっとしている状態 □ 思考がすぐに、明確に働かない □ 興奮し過ぎて思考が働きすぎる □ 集中できない、集中が続かない □ 無関心、落ち込み、悲壮感 □ 不安、執着心、恐怖感、いらだち、短気、怒りっぽい etc.

食生活とエクササイズの記録　　第11週 / 76日目

日付：＿＿＿＿＿＿＿＿

食生活とエクササイズの目標：＿＿＿＿＿＿＿＿＿＿＿＿＿＿＿＿

食事	食べた食品	追記事項
朝食		
昼食		
夕食		
おやつ/間食		

	エクササイズ	時間と回数、追記事項
バランスストレッチ		
体幹安定エクササイズ		
体軸エクササイズ		

恐怖や悲しみを与えることに無関心になりなさい、
そして病気や死の恐怖から開放されなさい – ルミ

食生活記録シート　□ 朝食　□ ランチ　□ 夕食		
食後の心身の反応	**良い**	**悪い**
食欲満腹感 / 満足度甘いものへの欲求	食後は. . . □ 満腹、満足できる □ 甘いものへの欲求がない □ もっと食べたいと思わない □ すぐにはお腹が減らない □ 次の食事まで間食は □ いらない	食後は. . . □ 胃は膨れているが、まだ □ 空腹である □ 満足感がない、何か物足りないような感じがする □ 甘いものが食べたいと思う □ すぐにお腹がすいてしまう □ 間食が必要
体の活力、元気の度合	食事から得た活力の標準的な反応： □ 食後、活力が戻ってきた □ 満足でき、継続する“普通の”状態の体調	食事から得た活力が乏しい： □ 過度な活力、または活力が回復しない □ 興奮しすぎたり、落ち着かない、震え、緊張する、いそいそとする □ 興奮しすぎだが、“実は”体は非常に疲れている □ 活力の低下、疲労感、倦怠感、睡魔、だるさ、無気力、けだるい感じがする
精神的、感情的な体調	標準的な状態： □ 体調の回復 □ 補給され、充足した感覚 □ 高揚感 □ 気分が晴れやかになり、 □ はっきりする □ 思考回路が通常の状態に □ 戻る	普通ではない状態： □ 緩慢で怠惰、ぼうっとしている状態 □ 思考がすぐに、明確に働かない □ 興奮し過ぎて思考が働きすぎる □ 集中できない、集中が続かない □ 無関心、落ち込み、悲壮感 □ 不安、執着心、恐怖感、いらだち、短気、怒りっぽい etc.

食生活とエクササイズの記録　第11週 / 77日目

日付：________

食生活とエクササイズの目標：________

食事	食べた食品	追記事項
朝食		
昼食		
夕食		
おやつ/間食		

	エクササイズ	時間と回数、追記事項
バランスストレッチ		
体幹安定エクササイズ		
体軸エクササイズ		

生きていく中でリスクは負わなければならないものだ、
なぜなら人生最大の危険は、何のリスクも負わないことだから- レオ・ブスカーリア

食生活記録シート　　□ 朝食　□ ランチ　□ 夕食		
食後の心身の反応	**良い**	**悪い**
食欲満腹感 / 満足度甘いものへの欲求	食後は. . . □ 満腹、満足できる □ 甘いものへの欲求がない □ もっと食べたいと思わない □ すぐにはお腹が減らない □ 次の食事まで間食は □ いらない	食後は. . . □ 胃は膨れているが、まだ □ 空腹である □ 満足感がない、何か物足りないような感じがする □ 甘いものが食べたいと思う □ すぐにお腹がすいてしまう □ 間食が必要
体の活力、元気の度合	食事から得た活力の標準的な反応： □ 食後、活力が戻ってきた □ 満足でき、継続する"普通の"状態の体調	食事から得た活力が乏しい： □ 過度な活力、または活力が回復しない □ 興奮しすぎたり、落ち着かない、震え、緊張する、いそいそとする □ 興奮しすぎだが、"実は"体は非常に疲れている □ 活力の低下、疲労感、倦怠感、睡魔、だるさ、無気力、けだるい感じがする
精神的、感情的な体調	標準的な状態： □ 体調の回復 □ 補給され、充足した感覚 □ 高揚感 □ 気分が晴れやかになり、 □ はっきりする □ 思考回路が通常の状態に □ 戻る	普通ではない状態： □ 緩慢で怠惰、ぼうっとしている状態 □ 思考がすぐに、明確に働かない □ 興奮し過ぎて思考が働きすぎる □ 集中できない、集中が続かない □ 無関心、落ち込み、悲壮感 □ 不安、執着心、恐怖感、いらだち、短気、怒りっぽい etc.

第12週: 症状の変化を確認

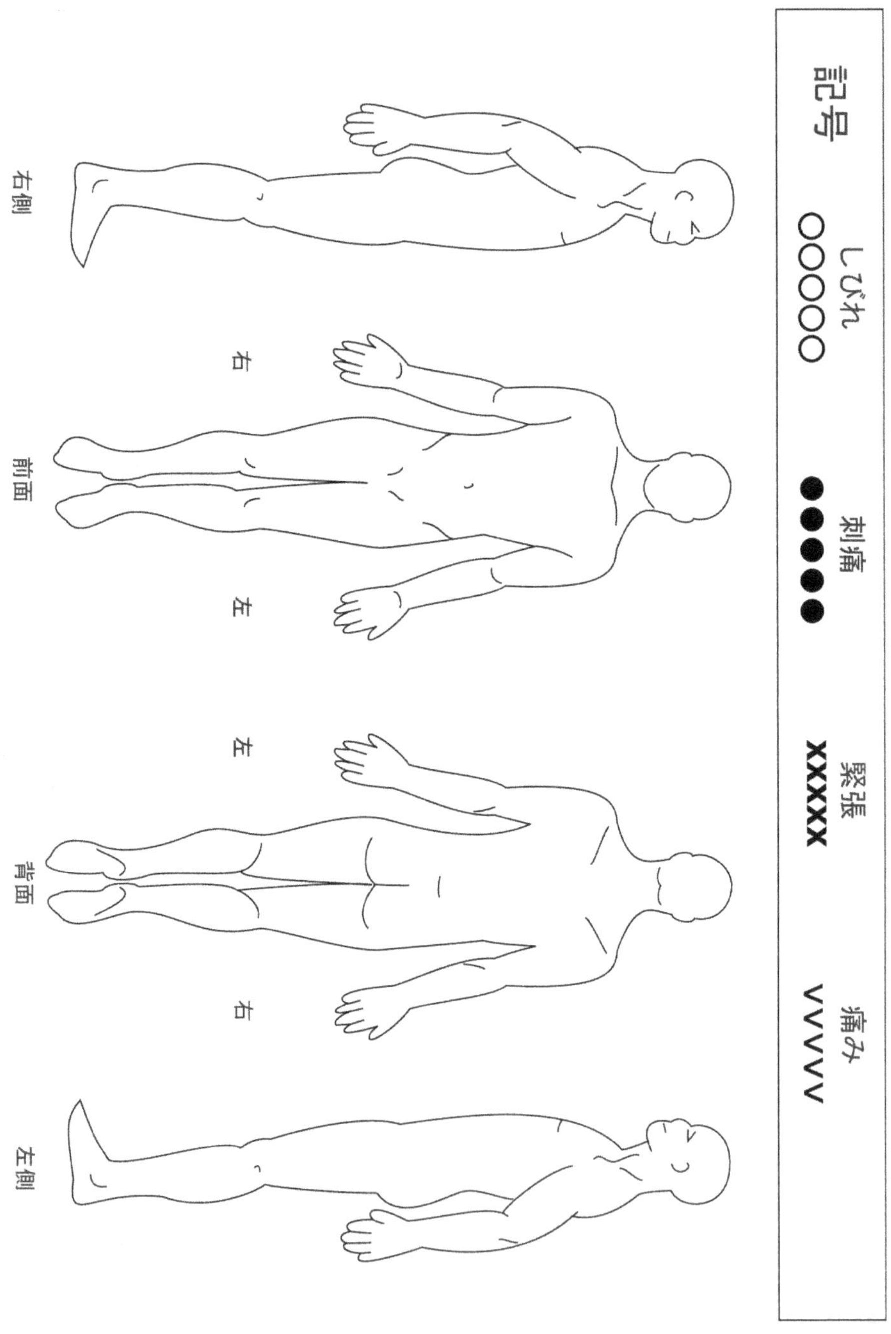

第12週：トリガーポイントを記録する

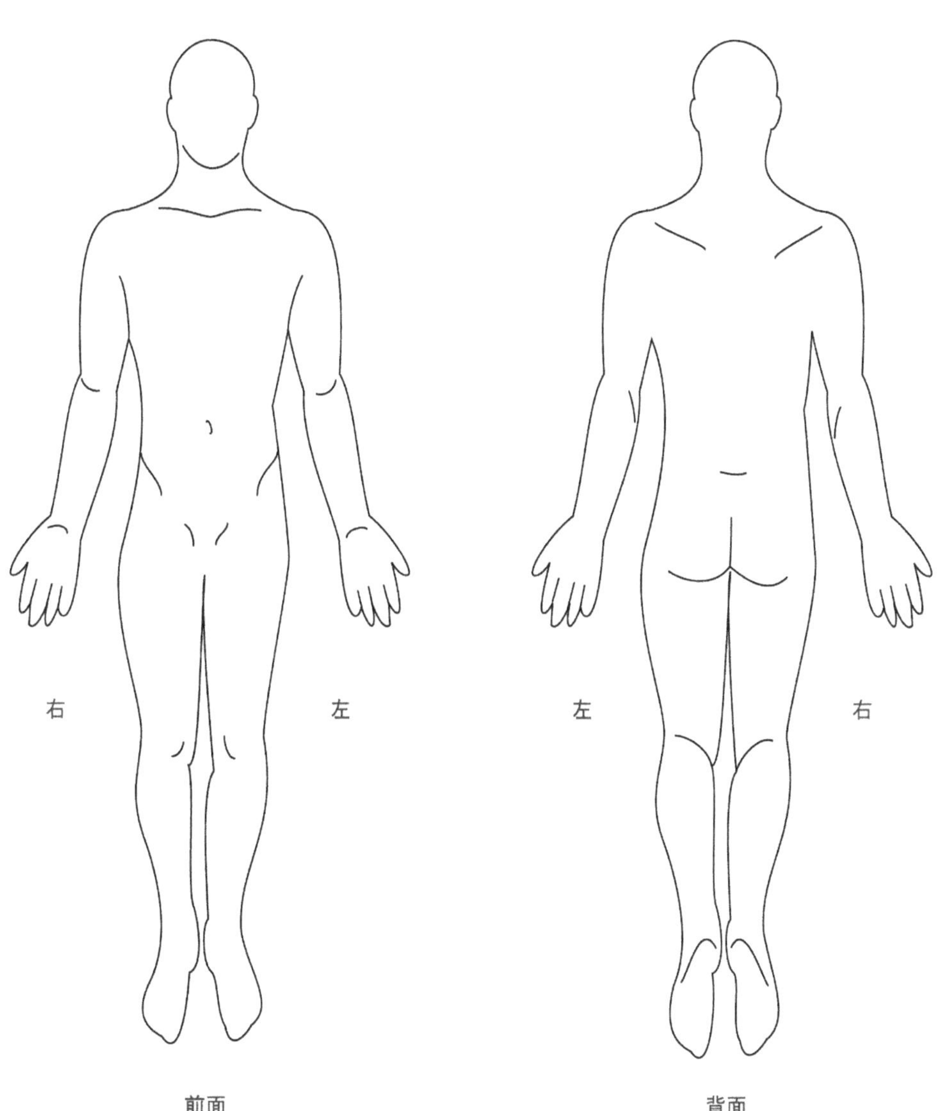

食生活とエクササイズの記録　　第12週 / 78日目

日付：＿＿＿＿＿＿＿＿

食生活とエクササイズの目標：＿＿＿＿＿＿＿＿＿＿＿＿＿＿＿＿

食事	食べた食品	追記事項
朝食		
昼食		
夕食		
おやつ/間食		

	エクササイズ	時間と回数、追記事項
バランスストレッチ		
体幹安定エクササイズ		
体軸エクササイズ		

レースに負けたからといって恥じることはない。
負けを恐れてレースに参加しない事だけが恥じるべきなのだ - ガース・スタイン

食生活記録シート	□ 朝食　□ ランチ　□ 夕食	
食後の心身の反応	**良い**	**悪い**
食欲満腹感 / 満足度甘いものへの欲求	食後は. . . □ 満腹、満足できる □ 甘いものへの欲求がない □ もっと食べたいと思わない □ すぐにはお腹が減らない □ 次の食事まで間食は □ いらない	食後は. . . □ 胃は膨れているが、まだ □ 空腹である □ 満足感がない、何か物足りないような感じがする □ 甘いものが食べたいと思う □ すぐにお腹がすいてしまう □ 間食が必要
体の活力、元気の度合	食事から得た活力の標準的な反応： □ 食後、活力が戻ってきた □ 満足でき、継続する"普通の"状態の体調	食事から得た活力が乏しい： □ 過度な活力、または活力が回復しない □ 興奮しすぎたり、落ち着かない、震え、緊張する、いそいそとする □ 興奮しすぎだが、"実は"体は非常に疲れている □ 活力の低下、疲労感、倦怠感、睡魔、だるさ、無気力、けだるい感じがする
精神的、感情的な体調	標準的な状態： □ 体調の回復 □ 補給され、充足した感覚 □ 高揚感 □ 気分が晴れやかになり、 □ はっきりする □ 思考回路が通常の状態に □ 戻る	普通ではない状態： □ 緩慢で怠惰、ぼうっとしている状態 □ 思考がすぐに、明確に働かない □ 興奮し過ぎて思考が働きすぎる □ 集中できない、集中が続かない □ 無関心、落ち込み、悲壮感 □ 不安、執着心、恐怖感、いらだち、短気、怒りっぽい etc.

食生活とエクササイズの記録　第12週 / 79日目

日付：＿＿＿＿＿＿＿＿

食生活とエクササイズの目標：＿＿＿＿＿＿＿＿＿＿＿＿＿＿＿＿

食事	食べた食品	追記事項
朝食		
昼食		
夕食		
おやつ/間食		

	エクササイズ	時間と回数、追記事項
バランスストレッチ		
体幹安定エクササイズ		
体軸エクササイズ		

自分を引き下げる唯一の人物は自分自身です。
そしてこれ以上自分を引き下げることはしません - C. ジョイベル・C.

食生活記録シート　□ 朝食　□ ランチ　□ 夕食		
食後の心身の反応	**良い**	**悪い**
食欲満腹感 / 満足度甘いものへの欲求	食後は. . . □ 満腹、満足できる □ 甘いものへの欲求がない □ もっと食べたいと思わない □ すぐにはお腹が減らない □ 次の食事まで間食は □ いらない	食後は. . . □ 胃は膨れているが、まだ □ 空腹である □ 満足感がない、何か物足りないような感じがする □ 甘いものが食べたいと思う □ すぐにお腹がすいてしまう □ 間食が必要
体の活力、元気の度合	食事から得た活力の標準的な反応： □ 食後、活力が戻ってきた □ 満足でき、継続する"普通の"状態の体調	食事から得た活力が乏しい： □ 過度な活力、または活力が回復しない □ 興奮しすぎたり、落ち着かない、震え、緊張する、いそいそとする □ 興奮しすぎだが、"実は"体は非常に疲れている □ 活力の低下、疲労感、倦怠感、睡魔、だるさ、無気力、けだるい感じがする
精神的、感情的な体調	標準的な状態： □ 体調の回復 □ 補給され、充足した感覚 □ 高揚感 □ 気分が晴れやかになり、 □ はっきりする □ 思考回路が通常の状態に □ 戻る	普通ではない状態： □ 緩慢で怠惰、ぼうっとしている状態 □ 思考がすぐに、明確に働かない □ 興奮し過ぎて思考が働きすぎる □ 集中できない、集中が続かない □ 無関心、落ち込み、悲壮感 □ 不安、執着心、恐怖感、いらだち、短気、怒りっぽい etc.

食生活とエクササイズの記録　　第12週 / 80日目

日付：＿＿＿＿＿＿＿＿
食生活とエクササイズの目標：＿＿＿＿＿＿＿＿＿＿＿＿＿＿＿＿

食事	食べた食品	追記事項
朝食		
昼食		
夕食		
おやつ/間食		

	エクササイズ	時間と回数、追記事項
バランスストレッチ		
体幹安定エクササイズ		
体軸エクササイズ		

いかに取るに足らない人生であろうと、
それを直視して生きていくことだ-ヘンリー・デイヴィッド・ソロー

食生活記録シート　　□ 朝食　□ ランチ　□ 夕食		
食後の心身の反応	**良い**	**悪い**
食欲満腹感 / 満足度甘いものへの欲求	食後は. . . □ 満腹、満足できる □ 甘いものへの欲求がない □ もっと食べたいと思わない □ すぐにはお腹が減らない □ 次の食事まで間食は □ いらない	食後は. . . □ 胃は膨れているが、まだ □ 空腹である □ 満足感がない、何か物足りないような感じがする □ 甘いものが食べたいと思う □ すぐにお腹がすいてしまう □ 間食が必要
体の活力、元気の度合	食事から得た活力の標準的な反応： □ 食後、活力が戻ってきた □ 満足でき、継続する“普通の”状態の体調	食事から得た活力が乏しい： □ 過度な活力、または活力が回復しない □ 興奮しすぎたり、落ち着かない、震え、緊張する、いそいそとする □ 興奮しすぎだが、“実は”体は非常に疲れている □ 活力の低下、疲労感、倦怠感、睡魔、だるさ、無気力、けだるい感じがする
精神的、感情的な体調	標準的な状態： □ 体調の回復 □ 補給され、充足した感覚 □ 高揚感 □ 気分が晴れやかになり、 □ はっきりする □ 思考回路が通常の状態に □ 戻る	普通ではない状態： □ 緩慢で怠惰、ぼうっとしている状態 □ 思考がすぐに、明確に働かない □ 興奮し過ぎて思考が働きすぎる □ 集中できない、集中が続かない □ 無関心、落ち込み、悲壮感 □ 不安、執着心、恐怖感、いらだち、短気、怒りっぽい etc.

食生活とエクササイズの記録　　第12週 / 81日目

日付：＿＿＿＿＿＿＿＿

食生活とエクササイズの目標：＿＿＿＿＿＿＿＿＿＿＿＿＿＿＿＿

食事	食べた食品	追記事項
朝食		
昼食		
夕食		
おやつ/間食		

	エクササイズ	時間と回数、追記事項
バランスストレッチ		
体幹安定エクササイズ		
体軸エクササイズ		

成功は決定的ではなく、失敗は致命的ではない。
大切なのは続ける勇気だ　-　ウィンストン・S.チャーチル

食生活記録シート	□ 朝食　□ ランチ　□ 夕食	
食後の心身の反応	**良い**	**悪い**
食欲満腹感 / 満足度甘いものへの欲求	食後は. . . □ 満腹、満足できる □ 甘いものへの欲求がない □ もっと食べたいと思わない □ すぐにはお腹が減らない □ 次の食事まで間食は □ いらない	食後は. . . □ 胃は膨れているが、まだ □ 空腹である □ 満足感がない、何か物足りないような感じがする □ 甘いものが食べたいと思う □ すぐにお腹がすいてしまう □ 間食が必要
体の活力、元気の度合	食事から得た活力の標準的な反応： □ 食後、活力が戻ってきた □ 満足でき、継続する"普通の"状態の体調	食事から得た活力が乏しい： □ 過度な活力、または活力が回復しない □ 興奮しすぎたり、落ち着かない、震え、緊張する、いそいそとする □ 興奮しすぎだが、"実は"体は非常に疲れている □ 活力の低下、疲労感、倦怠感、睡魔、だるさ、無気力、けだるい感じがする
精神的、感情的な体調	標準的な状態： □ 体調の回復 □ 補給され、充足した感覚 □ 高揚感 □ 気分が晴れやかになり、 □ はっきりする □ 思考回路が通常の状態に □ 戻る	普通ではない状態： □ 緩慢で怠惰、ぼうっとしている状態 □ 思考がすぐに、明確に働かない □ 興奮し過ぎて思考が働きすぎる □ 集中できない、集中が続かない □ 無関心、落ち込み、悲壮感 □ 不安、執着心、恐怖感、いらだち、短気、怒りっぽい etc.

食生活とエクササイズの記録　第12週 / 82日目

日付：＿＿＿＿＿＿＿＿

食生活とエクササイズの目標：＿＿＿＿＿＿＿＿＿＿＿＿＿＿＿＿

食事	食べた食品	追記事項
朝食		
昼食		
夕食		
おやつ/間食		

	エクササイズ	時間と回数、追記事項
バランスストレッチ		
体幹安定エクササイズ		
体軸エクササイズ		

一日の終わりにその日を振り返って、弁解したり、説明したり、
公開することのないようにしよう. -スティーブ・マラボリ

食生活記録シート □ 朝食 □ ランチ □ 夕食		
食後の心身の反応	**良い**	**悪い**
食欲満腹感 / 満足度甘いものへの欲求	食後は. . . □ 満腹、満足できる □ 甘いものへの欲求がない □ もっと食べたいと思わない □ すぐにはお腹が減らない □ 次の食事まで間食は □ いらない	食後は. . . □ 胃は膨れているが、まだ □ 空腹である □ 満足感がない、何か物足りないような感じがする □ 甘いものが食べたいと思う □ すぐにお腹がすいてしまう □ 間食が必要
体の活力、元気の度合	食事から得た活力の標準的な反応： □ 食後、活力が戻ってきた □ 満足でき、継続する"普通の"状態の体調	食事から得た活力が乏しい： □ 過度な活力、または活力が回復しない □ 興奮しすぎたり、落ち着かない、震え、緊張する、いそいそとする □ 興奮しすぎだが、"実は"体は非常に疲れている □ 活力の低下、疲労感、倦怠感、睡魔、だるさ、無気力、けだるい感じがする
精神的、感情的な体調	標準的な状態： □ 体調の回復 □ 補給され、充足した感覚 □ 高揚感 □ 気分が晴れやかになり、 □ はっきりする □ 思考回路が通常の状態に □ 戻る	普通ではない状態： □ 緩慢で怠惰、ぼうっとしている状態 □ 思考がすぐに、明確に働かない □ 興奮し過ぎて思考が働きすぎる □ 集中できない、集中が続かない □ 無関心、落ち込み、悲壮感 □ 不安、執着心、恐怖感、いらだち、短気、怒りっぽい etc.

食生活とエクササイズの記録　第12週 / 83日目

日付：＿＿＿＿＿＿＿＿

食生活とエクササイズの目標：＿＿＿＿＿＿＿＿＿＿＿＿＿＿＿＿

食事	食べた食品	追記事項
朝食		
昼食		
夕食		
おやつ/間食		

	エクササイズ	時間と回数、追記事項
バランスストレッチ		
体幹安定エクササイズ		
体軸エクササイズ		

朝目覚めた時に、生きている事ー呼吸し、考え、愉しみ、愛する事ができることに感謝しよう、
そして一日を大切に生きよう-スティーブ・マラボリ

食生活記録シート	□ 朝食　□ ランチ　□ 夕食	
食後の心身の反応	**良い**	**悪い**
食欲満腹感 / 満足度甘いものへの欲求	食後は. . . □ 満腹、満足できる □ 甘いものへの欲求がない □ もっと食べたいと思わない □ すぐにはお腹が減らない □ 次の食事まで間食は □ いらない	食後は. . . □ 胃は膨れているが、まだ □ 空腹である □ 満足感がない、何か物足りないような感じがする □ 甘いものが食べたいと思う □ すぐにお腹がすいてしまう □ 間食が必要
体の活力、元気の度合	食事から得た活力の標準的な反応： □ 食後、活力が戻ってきた □ 満足でき、継続する"普通の"状態の体調	食事から得た活力が乏しい： □ 過度な活力、または活力が回復しない □ 興奮しすぎたり、落ち着かない、震え、緊張する、いそいそとする □ 興奮しすぎだが、"実は"体は非常に疲れている □ 活力の低下、疲労感、倦怠感、睡魔、だるさ、無気力、けだるい感じがする
精神的、感情的な体調	標準的な状態： □ 体調の回復 □ 補給され、充足した感覚 □ 高揚感 □ 気分が晴れやかになり、 □ はっきりする □ 思考回路が通常の状態に □ 戻る	普通ではない状態： □ 緩慢で怠惰、ぼうっとしている状態 □ 思考がすぐに、明確に働かない □ 興奮し過ぎて思考が働きすぎる □ 集中できない、集中が続かない □ 無関心、落ち込み、悲壮感 □ 不安、執着心、恐怖感、いらだち、短気、怒りっぽい etc.

食生活とエクササイズの記録　第12週 / 84日目

日付：____________

食生活とエクササイズの目標：____________

食事	食べた食品	追記事項
朝食		
昼食		
夕食		
おやつ/間食		

	エクササイズ	時間と回数、追記事項
バランスストレッチ		
体幹安定エクササイズ		
体軸エクササイズ		

負けても終わりではない。やめたら終わりだ -フリードリヒ・ニーチェ

食生活記録シート	□ 朝食　□ ランチ　□ 夕食	
食後の心身の反応	**良い**	**悪い**
食欲満腹感 / 満足度甘いものへの欲求	食後は. . . □ 満腹、満足できる □ 甘いものへの欲求がない □ もっと食べたいと思わない □ すぐにはお腹が減らない □ 次の食事まで間食は □ いらない	食後は. . . □ 胃は膨れているが、まだ □ 空腹である □ 満足感がない、何か物足りないような感じがする □ 甘いものが食べたいと思う □ すぐにお腹がすいてしまう □ 間食が必要
体の活力、元気の度合	食事から得た活力の標準的な反応： □ 食後、活力が戻ってきた □ 満足でき、継続する"普通の"状態の体調	食事から得た活力が乏しい： □ 過度な活力、または活力が回復しない □ 興奮しすぎたり、落ち着かない、震え、緊張する、いそいそとする □ 興奮しすぎだが、"実は"体は非常に疲れている □ 活力の低下、疲労感、倦怠感、睡魔、だるさ、無気力、けだるい感じがする
精神的、感情的な体調	標準的な状態： □ 体調の回復 □ 補給され、充足した感覚 □ 高揚感 □ 気分が晴れやかになり、 □ はっきりする □ 思考回路が通常の状態に □ 戻る	普通ではない状態： □ 緩慢で怠惰、ぼうっとしている状態 □ 思考がすぐに、明確に働かない □ 興奮し過ぎて思考が働きすぎる □ 集中できない、集中が続かない □ 無関心、落ち込み、悲壮感 □ 不安、執着心、恐怖感、いらだち、短気、怒りっぽい etc.

最後に

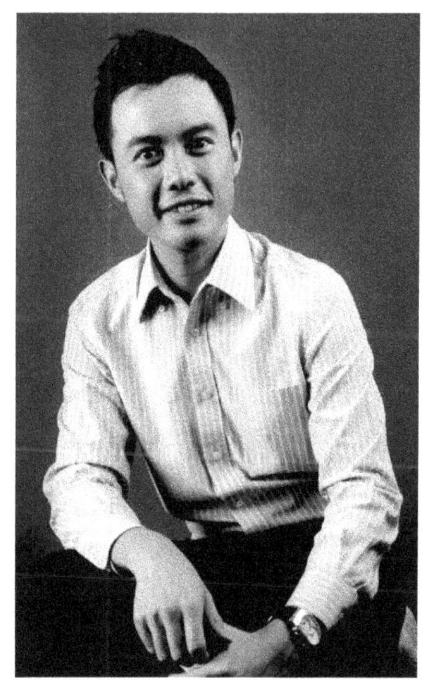

この側弯症予防治療プログラムに取り組む間に、貴方は今まで体験したことのない挑戦や難題にぶつかるかもしれません。辛くてもプログラムを継続していこうか？エクササイズが今うまくできなくても、コツコツと続けていこうか？貴方の体に合ったメタボリックタイプ向けの食生活を維持していこうか？これらの選択肢の決断は、貴方だけにあり、貴方だけがそれを実践していくことになります。

本書で私が提供できるのは、貴方がこれから、健康で充実した生活を送っていくために必要な情報とツールです。それをどう使っていくのかは貴方次第です。これらの選択肢には、貴方だけが決断できる力があり、貴方だけがそれを実践していくことになります。本書で私が提供できるのは、貴方がこれから、健康で充実した生活を送っていくために必要な情報とツールです。それをどう使っていくのかは貴方次第です。自分が脊柱側弯症だと分かっても、それで人生が終わりではなく、自分で努力して改善できる事がある点、そして貴方の人生と健康は常に、貴方がコントロールしていけるものだという事を本書で伝えられていれば嬉しく思います。

どんな病気だと分かっても死刑宣告と考える必要はないのです。人によってかかりやすい病気や障害があったとしても、それを発症しにくくしたり、かからないようにする方法は貴方が持っています。そのことを忘れずに、毎日が充実したものであり続けられるように努めてください。

痛みが信じられないほどに軽減し、より元気で活発な生活を送れるようにするには、体に合った食生活とエクササイズを続けるだけと、非常にシンプルです。そのうえ、痛みだけではなく、弯曲の改善も可能です。私達がそれぞれ持つ遺伝子の情報がどう発現するかは、勝手に起こるのではなく、私達自身が決定権を持っています。遺伝子によって私達の人生が決まる訳ではないのです。貴方はこれからも、脊柱側弯症と付き合っていかなければならないかも知れませんが、病気に人生をコントロールされる必要は全くありません。

人間の基本活動のひとつ ―食事― を見直し、側弯症改善のために特別に考案されたエクササイズをおこなえば、弯曲してしまった脊椎が徐々に元に戻っていくはずです。改善の効果は瞬時にして出るものではなく、楽とはいえないかも知れませんが、得られる結果にはそれだけの価値があります ― 心身共に健康な、幸せな生活が可能なのです！

本書のアドバイスが貴方の人生をより素晴らしいものにするツールとなるように願っています。これからも、側弯症を始めとする様々な変形症の研究は進んでいくでしょう。新たな発見が近い将来あるかもしれません。皆さんが新しい医学ニュースや発見を耳にしたら、是非教えてください。また本書の感想やプログラムについての話も聞かせてもらえれば嬉しく思います。

support@hiyh.info

また、 私のその他執筆作品、エクササイズＤＶＤや、 携帯アプリのScolioTrackなど、 他のハンズ・イン・ユア・ヘルス社の製品についてのお問い合わせは以下へどうぞ：

www.HIYH.info

皆さんから提案を頂ければ非常に嬉しいですし、 次回出版書籍にはそれらを反映させたいと思います。

知識とは人間に与えられた素晴らしい力です。自分自身の健康を向上させるために、 賢明に使いましょう。

ケビン・ラウ博士

Dr Kevin Lau

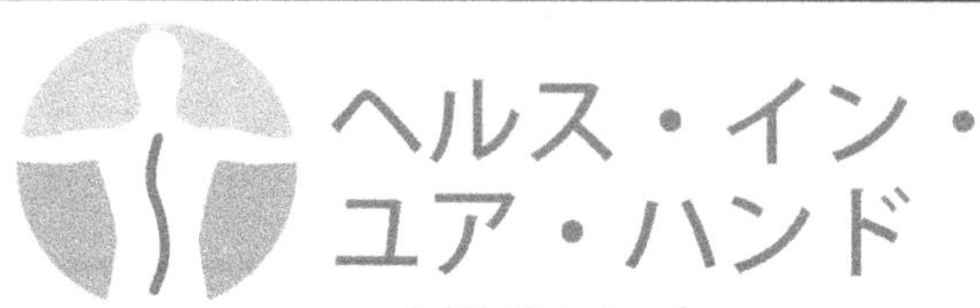

ヘルス・イン・ユア・
ハンドのDVDには、

自宅にいながらおこなえる脊柱側湾症の改善を目的としたエクササイズの数々が収録されています。

カイロプラクター、ケビン・ラウ博士
DR. KEVIN LAU
脊柱側湾症
改善と矯正
エクササイズ
国際版
ヘルス・イン・ユア・ハンド

3つのセクションに分かりやすくまとめられたＤＶＤでは、脊椎の強さとバランスを取り戻すステップを紹介。体の均衡を取り戻すストレッチから体軸を鍛える運動、そして体のゆがみを矯正するエクササイズまで、ケビン・ラウ博士によって吟味し、選ばれたものがすべて収録されています。

脊柱側湾症に悩む患者さんにとって、このＤＶＤがもたらす利益とは：

- ラウ博士の同タイトル著書"ヘルス・イン・ユア・ハンド：自然療法による脊柱側弯症予防と治療法"に紹介されているエクササイズを60分間のDVDにまとめました。
- 体のバランスを整える章では、脊柱側弯症患者のコリをほぐすための正しいストレッチの仕方を詳しく説明しています。
- 体幹を鍛える章では、脊椎に安定性をもたらす筋肉を鍛えることに注目しています。
- 体軸を整えるエクササイズをおこなえば、皆さんの脊椎全体のゆがみを改善できるはずです。
- DVDで取り上げられているエクササイズは手術前の方にも、また手術後のリハビリとしても適しています。痛みのある方でも安全にエクササイズできます。

最新情報をチェック

下記のソーシャルメディアサイトで、ラウ博士からの最新の健康へのヒント、ニュース、アップデートをご覧ください。ヘルス・イン・ユア・ハンズのFacebook に参加して、ケビン・ラウ博士に本書や、脊柱側弯症についての一般的な質問、iPhone アプリのスコリオトラックやスコリオメーター、脊柱側弯症のエクササイズ DVD などについて直接質問できる機会を持とう。

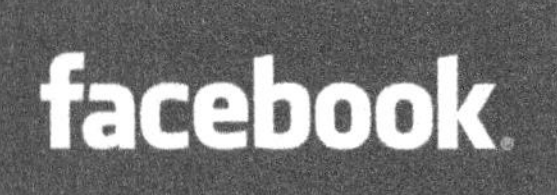

www.facebook.com/Scoliosis.jp

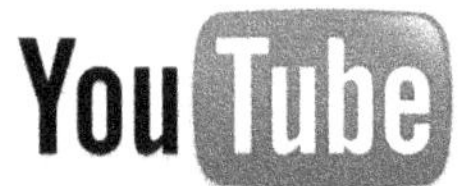

www.youtube.com/DrKevinLau

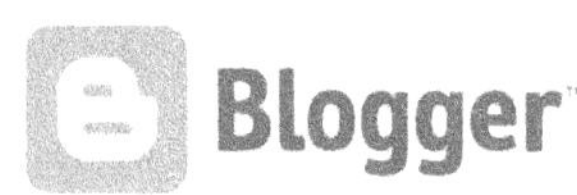

www.DrKevinLau.blogspot.com

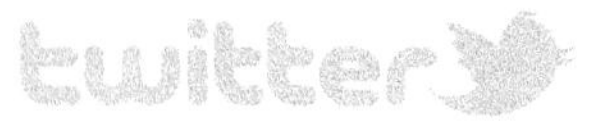

www.twitter.com/DrKevinLau

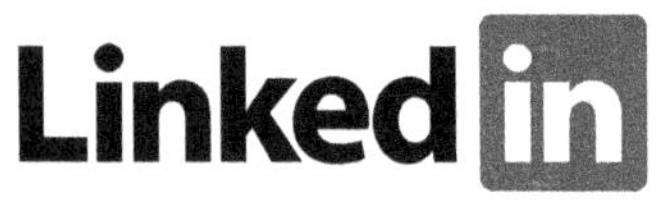

http://sg.linkedin.com/in/DrKevinLau

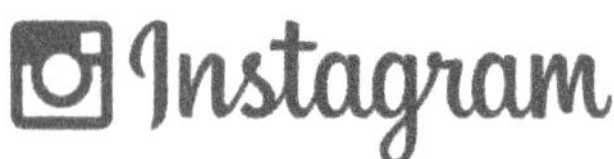

www.instagram.com/hiyh.info

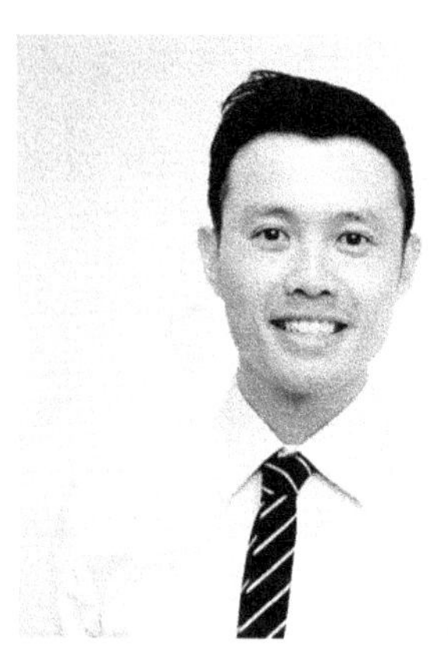

Learn the latest scoliosis treatment with bestselling author Dr. Kevin Lau. Get long lasting relief from the pioneer of non-surgical treatment for scoliosis!

SCOLIOSIS & SPINE
CORRECTION CLINIC

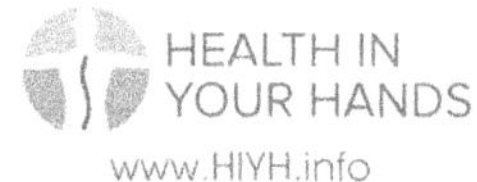

www.HIYH.info

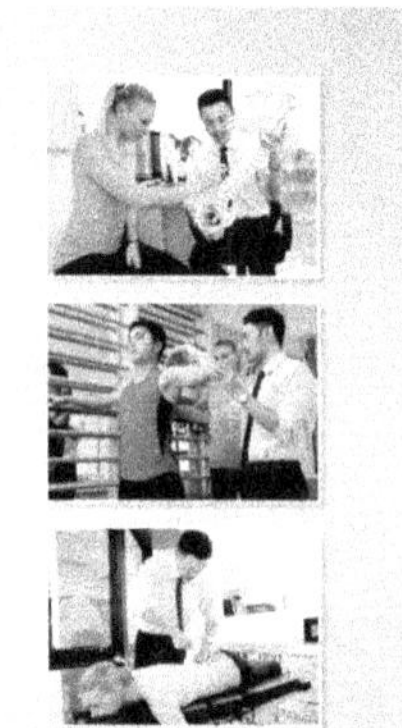

www.ingramcontent.com/pod-product-compliance
Lightning Source LLC
Chambersburg PA
CBHW062213270326
41930CB00009B/1729
9789811147708